家庭 实用

中医散结方

李淳◎主编

国文出版社
·北京·

U0754778

图书在版编目（CIP）数据

家庭实用中医散结方 / 李淳主编. -- 北京：国文
出版社，2025. -- ISBN 978-7-5125-1993-0

Ⅰ．R243

中国国家版本馆 CIP 数据核字第 2025AL5286 号

家庭实用中医散结方

主　　编	李　淳
责任编辑	罗敬夫
责任校对	张　羽
出版发行	国文出版社
经　　销	全国新华书店
印　　刷	三河市同力彩印有限公司
开　　本	710毫米×1000毫米　　　　16开
	10印张　　　　　　　　　　115千字
版　　次	2025年7月第1版
	2025年7月第1次印刷
书　　号	ISBN 978-7-5125-1993-0
定　　价	68.00元

国文出版社
北京市朝阳区东土城路乙 9 号　　邮编：100013
总编室：（010）64270995　　传真：（010）64270995
销售热线：（010）64271187
传真：（010）64271187-800
E-mail：icpc@95777.sina.net

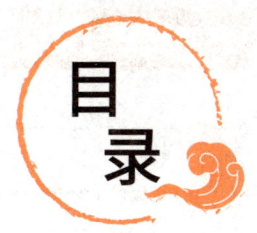

目录

第三章　癥瘕积聚与微型癥瘕积聚

第四章　以肿瘤为主要表现的疾病

第八章　辅以软坚散结法治疗的疾病

第九章　软坚散结法临床与实验研究

第一章

软坚散结法绪论

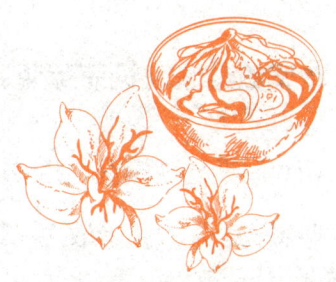

第一节 软坚散结法的历史源流

软坚散结法是指运用具有行气活血、软坚散结作用的方药或相关疗法，以治疗气血瘀滞等所致瘿瘤、癥积病证的治法，有使结块由硬变软逐渐消散的作用。纵观历代医家和典籍关于软坚散结法的论述，就其历史沿革而论其源流，可远溯至秦汉，在魏晋南北朝至唐宋时期有所补充发展，而后完善于元明清，创新于近现代。

一　先秦两汉时期：软坚散结法理论萌芽期

软坚散结法在先秦、两汉时期已现端倪。此时期医学典籍中已有"坚"与"结"的病理描述及"坚者耎之""结者散之"等相关治法的记载，并载有软坚散结方剂，为后世软坚散结法理论的发展奠定了基础。

1. 软坚散结法的发端。软坚散结法最早可见于《黄帝内经》。其中虽没有明确提出软坚散结法的名称，但已提出"坚者耎之""坚者削之""结者散之"等观点，表明只要有病邪坚实的病理特点，即可用软化、削减的治法；只要有气血痰瘀郁结的情况，即可用散结法。这可视为软坚散结法之发端，确立了后世软坚散结法的理论依据和应用原则。书中载"辛散""咸耎"，明确指出了具有软坚散结功效药物的性味特点。

2. 软坚散结中药的首载。《神农本草经》（以下简称《本经》）首次

家庭实用中医散结方

总结了多种类型的软坚散结药物，包括活血软坚类的药物，如"芍药，味苦，平，主邪气腹痛，除血痹，破坚积、寒热、疝瘕，止痛，利小便益气"；又有咸寒软坚类的药物，如海藻能"主瘿瘤气，颈下核，破散结气，痈肿，瘤瘕坚气"；亦有辛散软坚类的药物，如夏枯草"主寒热瘰疬，鼠瘘，头疮，破癥，散瘿结气，脚肿湿痹"。可见古人在此时期对人体坚结类疾病已相当重视，各类软坚散结药物，后世均基本继承沿用。

3. 软坚散结方剂的首载。东汉"方书之祖"张仲景首创"鳖甲煎丸"。《金匮要略》记载："病疟……此结为癥瘕，名曰疟母，急治之，宜鳖甲煎丸。"鳖甲煎丸方药组成有 23 味药，包括鳖甲、蜂房、鼠妇、蜣螂等，全方共奏活血化瘀、软坚散结之功。该方作为软坚散结法临床应用的代表方，垂范后世。

二　魏晋南北朝至唐宋时期：软坚散结法理论发展期

魏晋南北朝至唐宋时期，一些重要医学典籍中出现大量软坚散结药物及方剂的记载，表明软坚散结法在此时期得到了进一步应用，推动了软坚散结法理论的发展。

1. 软坚散结药物的发展。此时期软坚散结药物品种逐渐丰富。《吴普本草》《本草经集注》《海药本草》等本草著作补充记载了多种具有软坚散结功效的药物，如昆布、琥珀等；软坚散结药物的功效、临床主治更切实用。《名医别录》充实和发展了《本经》原有药物的效用，如"海藻……主治皮间积聚""旋复花，消胸上痰结"等；此时期软坚散结药物的特殊效用也得到确认，如《本草经集注》指出海藻、昆布消瘿疾等。

2. "坚""结"类病证的详细描述。此时期医家对"坚""结"的认识更进一步。如《诸病源候论》载"石痈者……坚如石""发肿牢如石，走皮中，无根，瘰疬也"，《仁斋直指方论》载"癌者，上高下深，岩穴之状，颗颗累垂"。以上文献指出了坚结类疾病的特征、表现与具体病名，使软坚散结法的适用对象由模糊的"坚""结"拓展为精确的"瘰疬""石痈""岩"等疾病。

3. 软坚散结方剂的大量创制。此时期在软坚散结法指导下创立的方剂不胜枚举，如《外台秘要》治疗瘿病的海藻酒方、《济生方》治疗疝母的鳖甲饮子和治疗癞疝的橘核丸、《太平圣惠方》治疗妇人积年血气癥块结痛的大黄煎、《兰室秘藏》治疗瘰疬的连翘散坚汤和散肿溃坚汤等，覆盖了内、外、妇等多学科疾病。

三　元明清时期：软坚散结法理论成熟期

软坚散结法在元明清时期得到了蓬勃发展，理论与临床皆有新的阐发。此时期一众医家对软坚散结法的发挥，使软坚散结法理论走向成熟。

1. 软坚散结作为治法的确立。《石室秘录》中"软治者，病有坚劲而不肯轻易散者，当用软治""解者，邪聚于一处，而分解之也""散治者，有邪而郁结胸中，以表散之药散之也"，首次提出"软治法""解治法""散治法"，将软坚、解结、散结上升为治法，并阐释了软坚散结的具体涵义。

2. 辨病因软坚散结。此时期的医家更为关注"坚结"形成的病因病机，在治疗上主张辨病因使用软坚散结法，拓宽了软坚散结法的应用范围，列举如下：

（1）化痰软坚散结：朱震亨《丹溪心法》谓"痰结核在咽喉中，燥不能出入，用化痰药，加咸药软坚之味，瓜蒌仁、杏仁、海石、桔梗、连翘，少佐朴硝，以姜汁蜜和丸，嚼服之"，指出以化痰软坚治法治疗痰结核。

（2）理气软坚散结：丁毅《医方集宜》载"凡瘿瘤之症，先须断厚味，戒愠怒，当用利气软坚之药，久则消散矣"，指出瘿瘤之治当以理气软坚。

（3）活血软坚散结：武之望《济阴纲目》中使用"蓬莪术丸"治疗"妇人癥瘕，腹胁妨痛"，并指出"此方破结气，散结血，软坚温利"，体现了活血软坚散结法在妇科癥瘕病中的应用。

四　近现代：软坚散结法理论的创新与拓展

近现代医家继承并发展了软坚散结法，将其灵活运用于多种常见病、罕见病，甚至疑难病症的诊治，取得了较好疗效。

1. 软坚散结经典名方新用。软坚散结经典名方主要包括鳖甲煎丸、海藻玉壶汤、消瘰丸等，目前被广泛应用于临床各科疾病的治疗。以海藻玉壶汤为例，该方原为治疗瘿瘤的通治方。近现代医家根据"异病同治"原则，拓宽了原方的治疗范围，将其应用于多种疾病：外科疾病如甲状腺腺瘤、结节性甲状腺肿、乳腺增生，男科疾病如男性乳房发育、慢性附睾炎、阴茎硬结症、前列腺增生症，肝胆疾病如非酒精性脂肪性肝病、胆囊息肉，其他疾病如痤疮、腺样体肥大、慢性淋巴细胞性白血病、脑瘤等。

2. 软坚散结新方创制。近现代，人体出现生长包块、结节、增生、囊肿的现象愈加常见，许多医家在继承古代传统方药的同时，又根据疾病的发展变化不断形成新的中医处方，如施今墨的"软坚汤"和印会河的"疏肝散结方"等。以疏肝散结方为例，该方根据癥积多始于气郁，其病灶多处肝经循行所过，而将疏肝法和软坚散结法联用，以治疗肝经循行路线的结节性疾病。疏肝散结方将软坚散结法所治疾病的好发部位与经络循行相联系，为临床治疗提供了新的思路。

3. 软坚散结法应用范围拓宽。软坚散结法原用于癥瘕积聚等结块类病证的治疗。国医大师吕仁和首次提出"微型癥瘕"概念，随后现代医家对此概念进一步延伸，将糖尿病微血管并发症、器官纤维化、动脉粥样硬化等疾病纳入微型癥瘕积聚的范畴，并将软坚散结法应用于相关疾病的治疗，扩充了软坚散结法的治疗范围。

综上，软坚散结法滥觞于先秦两汉时期，《黄帝内经》中"坚者奭之""结者散之"的观点可视为软坚散结法之发端。经历代医家发展，其理论研究与临床应用不断完善。唐宋时期，一些重要医学典籍中关于"坚""结"类病证的详细描述、大量软坚散结药物主治功效的补充与记载，以及实用方剂的创制，表明软坚散结法在此时期得到了广泛应用。明清时期，软坚散结法作为治法的确立以及辨病因软坚散结法的运用，标志着软坚散结法走向成熟。近现代医家根据"异病同治"理论，将软坚散结法灵活运用于"癥瘕积聚""微型癥瘕积聚"等各科疑难杂症的诊治，为软坚散结法的运用提供了新思路。

第二节 软坚散结法的内涵与外延

一　软坚散结法的内涵

软坚散结法，是中医临床中将软坚与散结两种治法相结合的一种方法。"软"与"散"是该治法的核心手段，其中"软"意为"柔化、软化"，旨在使坚硬的病灶逐渐变得柔软；"散"则指"解散、分散"，其目的在于消散结聚的病块。而"坚"和"结"所对应的病证，是临床上由于气滞、血瘀、痰浊等病理因素相互交织、缔结所形成的坚硬结节或肿物，具体表现为体表赘生物、体内息肉、肿瘤、血管斑块、增生结节等多种形式。根据病灶形成的时间长短和质地软硬，可区分为"坚"与"结"两类：形成时间较短、质地较软者称为"结"，而形成时间较长、质地坚硬者则称为"坚"。因此，软坚散结法的核心在于通过软化包块的坚硬之势，进而消散其结聚之形，达到治疗疾病的目的。

软坚散结法属于中医消法的范畴，自古多有相关论述及方药。但具体作为一种治法，在所检索到的古籍文献中尚无明确的释义。对其较为系统完整的阐释，多见于现代的《中医大辞典》《中国大百科全书》等工具书。如《中国大百科全书·中医》记载："消法之一，治疗痰浊、瘀血等结聚而形成结块诸证的治法，有使结块由硬变软逐渐消散的作用。用于瘰疬、瘿瘤以及各种积块等。"这表明，软坚散结法在中医临床中有着悠久的应用历史和丰富的实践经验。

在临床应用中，软坚散结法的治疗范围与活血、行气、化痰等治法存在一定的重叠。这是因为软坚散结药物大多散见于活血、化痰、理气、清热等各类药物中，这些药物往往具有多种作用。例如，某些活血化瘀药物同时具有软坚散结的功效，而化痰药物也能在一定程度上消散结块。因此，软坚散结法与活血化瘀、化湿消痰、通络消积等治法之间既相互包含，又相互促进，共同构成了中医治疗有形病块的综合体系。

二 软坚散结法的外延

软坚散结法的外延，是该法在具体临床应用时，依据临床病因病机衍生而成的。由定义可知，无论何种疾病，或在疾病的任何阶段，只要表现出"癥瘕""积聚"这一共同病理特征，如肿物、增生、纤维化等，可按异病同治原则运用软坚散结法进行治疗。虽同为"癥瘕""积聚"的表现，但由于其致病因素不一，标本虚实有别，临床应用时应视具体情况而定。

一般来说，应根据形成"坚结"的病因病机来选择配伍治法。例如，因血瘀阻滞而结者，当以活血化瘀、软坚散结为治则；因痰湿凝聚而结者，则需化痰除湿与软坚散结并用；因气机郁滞而结者，当以理气开郁配合软坚散结；因热毒内盛而结者，应清热解毒与软坚散结同施；因气血阴阳亏虚而结者，则需在补虚的基础上进行软坚散结。具体而言，偏于气虚者，应采用益气软坚散结之法；偏于血虚者，需用养血软坚散结之方；偏于阴虚者，当以滋阴软坚散结为要；偏于阳虚者，则应温阳软坚散结。这充分说明了在治疗过程中，必须辨证施治，根据病因和患者的具体情况，合理选择治法，才能取得良好的治疗效果。

第三节 软坚散结的具体方法

一 祛邪软坚散结

祛邪软坚散结法是通过驱除病因，消除局部病理产物，以达到软化和消散结块的治疗方法。该法根据不同的病因和病机，可分为以下四类：

1. 疏肝理气，软坚散结法。该法适用于气机郁滞引起的结块类疾病。肝主疏泄，性喜条达，若长期情志不畅或情绪骤变，可导致肝失疏泄、气机郁滞。气郁则津液不运，凝结成痰；血行不畅，瘀滞阻络，最终形成气郁痰凝血瘀的结块。正如《丹溪心法》所言："气血冲和，万病不生，一有怫郁，诸病生焉，故人身诸病多生于郁。"临床表现为结肿块部位不固定，按之无形；常伴有情志不舒、忧郁悲伤等症状。治疗应以疏肝行气、软坚散结为主，常用药物包括青皮、荔枝核、橘核、川楝子等。

2. 活血化瘀，软坚散结法。该法适用于瘀血阻滞所致的结块类疾病。瘀血内积，气血运行受阻，结块乃生。《医林改错》指出："气无形不能结块，结块者必有形之血也。血受寒则凝结成块，血受热则煎熬成块。"临床表现为结块固定、刺痛，尤其在夜间加重，舌质暗，或见瘀斑、瘀点，脉涩等。治疗应采用活血祛瘀、软坚散结之法，常用药物有三棱、莪术、皂角刺等。

3. 祛痰化湿，软坚散结法。该法适用于痰浊凝聚引起的结块类疾病。痰由津液停聚而成，随气升降，无处不到，停滞不行则结聚成块，表现为痰核、瘿瘤、肿块等。《丹溪心法》提到："凡人身上中下有块者，多是痰……痰夹瘀血，遂成窠囊。"临床表现为结块表面光滑，按之或痛或不痛，形体肥胖，痰多，舌苔腻，脉沉滑。治疗应以祛湿化痰、软坚散结为主，常用药物有海藻、昆布、牡蛎、海浮石、海蛤壳等。若伴有血瘀，可选用瓦楞子、蛤壳等；若热象明显，可选用紫菜、海粉等；若寒象明显，可选用天南星、半夏等。

4. 清热解毒，软坚散结法。该法适用于热毒内蕴，煎灼阴液，结聚而成的结块类疾病。郁热亦可致积，刘完素在《宣明论方》中指出："世传冷病，然瘕病亦有热，或阳气郁结，怫热壅滞而坚硬不消者，世传寒癥瘕也。"临床表现为结块局部红肿、发热，伴见面红、口渴、舌红、脉数等。治疗应用泻火散结之法，常用药物有夏枯草、连翘、山慈姑、芒硝、蒲公英等。若热毒炼液为痰，伴有痰证者，可清热化痰、软坚散结，选用浙贝母、瓜蒌、玄参等。

5. 温化散寒，软坚散结法。这种方法适用于寒邪凝结导致的结块症状。寒邪的特点是收引和凝滞，当寒邪停留在经脉中时间久了，就会凝聚成结。《灵枢·百病始生》中说："积之始生，得寒乃生，厥乃成积也……血脉凝涩则寒气上入肠胃，入于肠胃则䐜胀，膜胀则肠外之汁沫迫聚不得散，日以成积。"临床上表现为结块，皮肤颜色不变，同时可能伴有面色白或青，口不渴，舌淡苔白，脉弦紧等症状。治疗时应采用辛温散结的方法，常用药物包括禹白附、白芥子、薤白等。

6. 清热润燥，软坚散结法。这种方法适用于津液亏虚导致的燥结症状，比如燥结便秘、燥咳等。《景岳全书》中提到："秘结证，凡属老人、虚人、阴脏人，及产后、病后、多汗后，或小水过多，或亡血、失血、大吐、大泻之后，多有病为燥结者，盖此非气血之亏，即津液之耗。"临床上表现为大便干燥，燥咳少痰，皮肤枯瘪，口渴欲饮，舌红，脉细数无力等症状。治疗时应采用散结润燥或软坚润燥的方法，常用药物包括芒硝等。

二　扶正软坚散结

扶正软坚散结法是通过补益人体正气，以软化和消散积块的治疗方法，主要适用于虚实夹杂的患者。对于体质虚弱或久病正虚的患者，其体内气血津液不足，运行缓慢或停滞，容易引起病理产物的生成。因此，在治疗时，除了祛邪外，还需佐以补益之品以鼓舞正气，从而在祛邪的同时不伤正气。正如《医学衷中参西录》所载："若治瘀血积久过坚硬者，原非数剂所能愈，必以补药佐之，方能久服无弊。"具体可以分为以下三类：

1. 益气养血软坚散结法。该法适用于气血亏虚所致的结块类疾病。气血亏虚会导致气血运行无力，气虚血瘀，从而内生结聚。《罗氏会约医镜》指出："痞块者，谓浮假成形，无定处也。皆由气血虚弱，风冷所乘。搏于脏腑，与气血相结而成者也。又有产后恶露未尽，补涩太甚，不用活血去瘀之剂，以致败血停留，久而结聚成块。"因此，治疗应以益气养血扶正，软坚散结祛邪。可参照《石室秘录》中的方法："当用补血补气之中，少加软坚之味，则气血活而坚块自消。"

2. 滋阴软坚散结法。该法适用于肝肾阴虚所致的结聚病证。热病之后，或杂病日久，或素体阴亏，阴液伤耗，虚火内生，可炼液为痰，导致痰凝为结。《外科证治秘要》曰："瘰疬，俗名虚痰，属少阳肝胆等经，多因阴亏肝亢、气郁血燥而结。每生于耳前后，连及颈项下至缺盆及胸腋之侧。初起如豆粒，渐如梅李核。"临床表现为结块，伴有阴虚症状，如形体消瘦、五心烦热、潮热盗汗、舌红少津、脉细数等。治疗应采用滋阴清热、软坚散结法，常用药物有鳖甲、龟甲等。

3. 温阳软坚散结法。该法适用于阳气亏虚、阴寒内生所致的结聚类病证。例如，脾胃素虚，恣食生冷，阻遏阳气，虚寒内生，中焦失运，聚湿成痰；或肾阳素虚，温化无权，气不化水，水湿停蓄成痰，日久，寒痰凝滞而结为结核。临床表现为痰核皮色不变，可伴有酸痛无热、口不渴、畏寒肢冷、舌淡苔白、脉沉等。治疗应采用温阳散寒、软坚散结之法，常用药物有海马等。

第四节 软坚散结法适用病证

一　软坚散结法适用疾病

软坚散结法临床应用广泛，适用于多种以"坚""结"为主要特征的疾病。这些疾病通常表现为体表或体内可触及的坚硬结块，涵盖了结节性疾病、结块类疾病、癥瘕积聚类疾病、结聚类病证以及坚结类病证等。具体疾病包括乳腺增生、甲状腺结节、卵巢囊肿、子宫肌瘤、结肠息肉、肝硬化、恶性肿瘤等。这些病变有的位于皮下组织或膜层，有的则深藏于五脏六腑，均属于有形的实体性病变，如赘生物或占位性病变，既可以通过肉眼直接观察到，也可以借助现代医学仪器进行检测。

"坚""结"的概念不仅限于肉眼可见的结块，还包括疾病发展过程中出现的结聚、聚集等微观病理变化。两位国医大师阮士怡、吕仁和分别提出的脉中积理论与微型癥瘕理论，将动脉粥样硬化、糖尿病、肾病引发的微血管并发症等疾病形成的始动环节视为病理产物堆积所致，符合微观层面假物成形、有形可征的特征，亦属于软坚散结法的适用范畴。在此基础上，有学者进一步细化，提出了微癥瘕体系，将西医中的微小血栓、栓子及血管中聚集的红细胞、肾微小血管的血栓、脑部的腔隙性栓塞归为微血瘕；将筋骨中的结节（如风湿结节）、内脏中的赘生物（如风湿性心脏病患者心脏的赘生物）及间质性病变归为微风瘕；将由微小痰颗粒结聚形成的病变，如长期喘息不愈的肺部结聚或久痫不止的脑部结聚（如抽动秽语综合征患者脑部的结聚）归为微痰瘕；将小脂肪颗粒形成的病理产物，如存在于脉道中、附着于血管壁或结聚于脏腑中的动脉硬化、冠心病、脂肪肝等归为微脂瘕。这些微观层面的病变同样可以通过加入软坚散结药物来增强治疗效果，进一步拓展了软坚散结法的临床应用范围。

二　软坚散结法适用证型

软坚散结法的临床应用不仅取决于病变的形态特征，还与患者的个体证型密切相关。尽管该法是针对"坚""结"而设，但"坚""结"形成的病因多样，因此其适用的证型也较为复杂。有学者通过对249篇使用软坚散结法且明确报道疾病辨证分型的临床随机对照试验研究进行统计，发现软坚散结法涉及的中医证型多达27种。这些证型包括：痰瘀互结证、气滞血瘀证、湿热蕴结／瘀阻／瘀毒证、肝郁痰凝／气滞证、气虚（正虚）血瘀／痰凝证、气阴两虚（或痰浊／痰瘀／瘀毒）证、血瘀／瘀阻证、肝郁脾虚（或夹瘀／气滞／痰瘀）证、肾虚血瘀证、脾肾阳／气虚（或夹痰瘀／瘀毒）证、冲任失调证、脾（胃）虚／痰凝证、阳虚痰湿／寒凝／阴毒证、痰湿（热／气／火）互结证、瘀热／毒蕴结证、心肝火旺证、肾虚肝郁证、阴虚火旺证、热毒壅盛证、肺脾气虚证、胃肠结热证、肝肾阴虚证、风热痰阻证、肺胃热盛证、食滞胃肠证、肝经郁热证、肺经风热证等。由此可见，软坚散结法多用于实证或虚实夹杂的证候，在临床实践中需根据患者的具体证型进行个体化治疗，以达到最佳疗效。

第二章

软坚散结方剂和中药

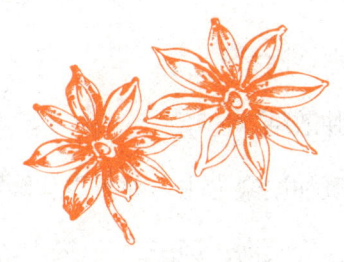

第一节 软坚散结古代方剂

《中医方剂大辞典》收录了自秦汉时期至 1986 年有方名的方剂共 96 592 首，汇集了古今方剂学研究的成果，其内容浩瀚、考订严谨，成为历代方书整理方面的集大成之作。以《中医方剂大辞典》作为基本信息来源，对软坚散结方剂进行辑录如下：

二子二石汤

【方源】《中医症状鉴别诊断学》。

【功用】除痰化瘀，消肿散结。

【主治】以血瘀痰聚、痰浊凝聚为主，症见声音嘶哑，可见声带息肉。

【组成】硼砂、海浮石、胖大海、诃子。

【用法】水煎服。

四海舒郁丸

【方源】《疡医大全》。

【功用】疏肝理气，化痰散结。

【主治】甲状腺结节等瘿瘤。

【组成】青木香、陈皮、海蛤粉、海带、海藻、昆布、海螵蛸。

【用法】将青木香、陈皮、海蛤粉、海带、海藻、昆布、海螵蛸研末成丸。每次9g，每日3次，用酒或温水送服。药渣沉淀后外敷颈部患处，辅助消散瘿瘤。

三金汤

【方源】《中医症状鉴别诊断学》引上海曙光医院经验方。

【功用】清热利湿，通淋排石。

【主治】石淋。

【组成】金钱草、海金沙、鸡内金、石韦、冬葵子、瞿麦。

【用法】水煎服。

大五明狼毒丸

【方源】《千金方》卷十一。

【功用】坚癖痞在人胸胁，或在心腹。

【组成】狼毒、干地黄各四两，附子、大黄、苁蓉、人参、当归各一两，半夏二两，干姜、桂心各一两半，细辛、五味子、蜀椒、茴茹（熬令烟尽）各一两，芫花、莽草、厚朴、防己、旋覆花各半两，巴豆二十四枚，杏仁三十枚。

【用法】上为末，炼蜜为丸，如梧桐子大。每服二丸，日二夜一。以知为度。

【方论选录】《千金方衍义》：《金匮》九痛丸，《千金》取治坚癖，参入蜀椒，易去吴萸，萸、椒性味相类，《本经》言下气温中则一，椒则专治虫积也。

更加莨茹、芫花、莽草、防己、大黄、厚朴助巴豆攻积之威；半夏、细辛、杏仁，助干姜涤饮之力；桂心、当归、地黄助附子散血之用；旋覆花专散心下结气，《肘后方》与狼毒、附子同治心腹连痛；苁蓉味咸，《本经》有软坚去癥瘕之治；五味子强阴益精，辅人参固敛精血，不使随毒劣耗散也。

子油熏药

【方源】《赵炳南临床经验集》。

【功用】软坚润肤，杀虫止痒。

【主治】牛皮癣（白疕）、鱼鳞癣（蛇皮症）、皮肤淀粉样变（松皮癣）。

【组成】大风子、地肤子、蓖麻子、蛇床子、祁艾各一两，苏子、苦杏仁各五钱，银杏、苦参子各四钱。

【用法】上为粗末，用较厚草纸卷药末成纸卷。燃烟熏皮损处，每日1~2次，每次15~30分钟，温度以患者能耐受为宜。

【方论选录】《赵炳南临床经验集》：方中蓖麻子、苏子、银杏软坚润肤；蛇床子、地肤子润肤止痒；苦杏仁润肤软坚引药深入，渗透力强；苦参子润肤杀虫；祁艾润肤暖血；大风子杀虫止痒，解风毒而润肤。

第二节 软坚散结中成药

中成药是目前临床实践中最为常用的药类，备受基层医疗单位及西医院临床医生的青睐。本小节以现行 2018 年版《国家基本药物目录》、2020 年版《医保目录》、2020 年版《中国药典》为基本信息来源，对软坚散结中成药整理名录如下：

五海瘿瘤丸

【来源】《医保目录》。

【功能与主治】软坚消肿。用于痰核瘿瘤，瘰疬，乳核。

【组成】海带、海藻、海螵蛸、蛤壳、昆布、夏枯草、白芷、川芎、木香、海螺（煅）。

【用法】口服。

【注意】孕妇忌服，忌食生冷、油腻、辛辣。

内消瘰疬丸 / 片

【来源】《国家基本药物目录》《医保目录》《中国药典》。

【功能与主治】软坚散结。用于瘰疬痰核或肿或痛。

【组成】夏枯草、玄参、大青盐、海藻、浙贝母、薄荷、天花粉、蛤壳（煅）、白蔹、连翘、大黄（熟）、甘草、地黄、桔梗、枳壳、当归、玄明粉。

【用法】口服。

【注意】孕妇忌用。大便稀溏者慎用。

化瘀散结灌肠液

【来源】《医保目录》。

【功能与主治】活血化瘀，软坚散结，清热解毒。用于慢性盆腔炎。

【组成】当归、赤芍、地黄、川芎、桃仁、红花、丹参、川牛膝、三棱、莪术、鳖甲、龟甲、木通、连翘、金银花。

【用法】直肠给药。

【注意】孕妇及月经期妇女禁用。

艾迪注射液

【来源】《医保目录》。

【功能与主治】清热解毒，消瘀散结。用于原发性肝癌，肺癌，直肠癌，恶性淋巴瘤，妇科恶性肿瘤等。

【组成】斑蝥、人参、黄芪、刺五加，辅料为甘油（供注射用）。

【用法】静脉滴注。成人一次 50~100ml，加入 0.9% 氯化钠注射液或 400~450ml 的 5%~10% 葡萄糖注射液中，每日 1 次；与放、化疗合用时，疗程与放、化疗同步；手术前后使用本品 10 天为 1 个疗程；介入治疗 10 天为 1 个疗程；单独使用 15 天为 1 个周期，间隔 3 天，2 周期为 1 个疗程；晚期恶病质患者，连用 30 天为 1 个疗程，或视病情而定。

【注意】①因本品含有微量斑蝥素，外周静脉给药时对注射部位静脉有一定刺激，可在静滴本品前后，将2%利多卡因5ml加入0.9%氯化钠注射液100ml中静滴。②孕妇及哺乳期妇女禁用。

丹鹿胶囊

【来源】《医保目录》。

【功能与主治】调摄冲任，散结止痛。用于乳腺增生，中医辨证属于冲任失调、郁滞痰凝者，症见乳房疼痛、乳房肿块、腰膝酸软、神疲乏力、胸胁胀痛、月经不调等，舌质淡，苔薄白或白腻，脉弦细。

【组成】鹿角、制何首乌、蛇床子、牡丹皮、赤芍、郁金、牡蛎、昆布。

【用法】口服。

【注意】孕妇忌用。

安康欣胶囊

【来源】《医保目录》。

【功能与主治】活血化瘀，软坚散结，清热解毒，扶正固本。用于肺癌，胃癌，肝癌等肿瘤的辅助治疗。

【组成】半枝莲、山豆根、蒲公英、鱼腥草、夏枯草、石上柏、枸杞子、穿破石、人参、黄芪、鸡血藤、灵芝、黄精、白术、党参、淫羊藿、菟丝子、丹参。

【用法】口服。

【注意】孕妇忌用。

桂枝茯苓胶囊

【来源】《医保目录》。

【功能与主治】活血化瘀，消癥散结。用于妇人瘀血阻络所致癥块，经闭，痛经，产后恶露不尽。

【组成】桂枝、茯苓、牡丹皮、白芍、桃仁。

【用法】口服。

【注意】妊娠者忌服，经期停服。或遵医嘱。

第三节 软坚散结法用药性味特点

《素问·脏气法时论》中记载："辛散，酸收，甘缓，苦坚，咸耎。"这表明辛味药能发散，酸味药能收敛，甘味药能缓急，苦味药能燥湿坚阴，咸味药能软坚散结。药物的性味与功效紧密相连，通常情况下，相同性味的药物作用相似，所治疗的病证也相近。在中医理论里，药物的性味是药性的重要组成部分，对临床应用有重要参考价值。深入研究药物的性味特点，能更准确地掌握其功效，从而在临床中灵活选用合适的药物，并根据具体病情合理配伍，提升治疗效果。本节将系统地归纳总结中医本草古籍中具有软坚散结功效的药物性味特点，以指导临床用药和方剂配伍。

一 咸味药

（一）咸味药的一般特征

有学者参照 2015 年版《中国药典》一部，发现在其收载的 619 种中药里，咸味药有 55 种，约占总数的 8.89%。其中，纯咸味药 18 种，兼甘味 22 种，兼苦味 11 种，兼辛味 6 种，兼涩味 2 种，无兼酸味、淡味中药。从四气属性看，寒性药居多，约占 47.3%，温性药次之，约占 29.1%，平性药约占 20.0%，凉性药约占 3.6%，无热性药，这表明咸味药以寒性、温性、平性为主。在归经属性方面，咸味药入肝经最多，约占 29.4%，肾经次之，约占 15.7%，之后依次是胃经、心经、肺经、脾经、膀胱经、大肠经和胆经。在这 55 种咸味药中，动物药 29 种，约占 52.7%，植物药 16 种，约占 29.1%，矿物药 6 种，约占 10.9%，其他类别 4 种，约占 7.3%。由此可见，咸味药主要来源于动物，且入药部位多为动物干燥体及贝壳。

（二）"咸软"的临床功效

"咸软"，即咸味药所具有的软化包块之效，在临床中被广泛应用于癥瘕、痰核、瘿瘤等结块病证的治疗。中医理论认为，咸味药物具有浸润性，其性质柔软且能坚凝，能够使肿块及顽痰逐渐消散。此外，咸味与肾相应，属水性，入肾后可滋养肾阴，促使虚火下降。咸味药的软坚作用主要体现在软坚散结、软坚化痰及软坚化瘀三个方面，这种分类以软坚散结为核心，既能针对症状进行治疗，又能从根本上调理身体，且不同药物在软坚散结方面的力度存在差异。

1. 软坚散结。软坚散结类药物能够使坚硬的肿块先软化，进而逐渐消散，是治疗瘰疬痰核、瘿瘤、癥瘕痞块等病证的重要手段。临床上常用的此类中药包括昆布、鳖甲、龟甲、牡蛎、海藻、莪术、夏枯草、瓦楞子、土鳖虫等，这些药物具有直接且较为强劲的软坚散结功效。在药物分类上，它们分散于活血化瘀药、清热解毒药、理气药、补虚药、止咳平喘药等不同类别中，与其他药物配伍使用时，能发挥独特的作用，增强整体治疗效果。

2. 软坚化痰。软坚化痰主要针对顽痰结聚所引发的病证，即从痰的角度来论治癥瘕积聚，通过化痰来达到散结的目的。常见的具有此类功效的中药有半夏、瓦楞子、僵蚕、天南星、白附片等。相较于软坚散结药物，化痰软坚药更加专注于"痰"这一病理产物，同时兼顾由顽痰所导致的坚、结、气滞、食积等复杂病理状态，在治疗因痰引起的肿块病证方面具有独特的优势。

3. 软坚化瘀。软坚化瘀主要用于治疗血滞经闭及扑损痛瘀等证。古籍中对此多有记载，如《神农本草经》中提到："水蛭……主逐恶血，瘀血，月闭，破血瘕积聚。"临床上常用的药材有水蛭等，这些药物能够有效破除瘀血，消除积聚，对于因血瘀导致的肿块及疼痛等症状具有显著的治疗效果。

4. 配伍作用。

（1）辛散咸软：在临床实践中，将某些辛味药与咸味药相配伍，能够显著增强药物的软坚散结及化顽痰作用。例如，礞石滚痰丸专治实热顽痰，方中以甘咸的礞石为君，取其燥悍重坠、咸能软坚之性，用以攻逐陈积伏匿的顽痰，同时配以辛温的沉香，以速下气，符合治痰必先顺气的治疗原则。又如海藻玉壶汤，用于化痰软坚、消散瘿瘤，方中的青皮、陈皮可以疏肝理气，当归、川芎、独活等可以通经活血，与海藻、昆布等软坚散结药物配伍，共同促使瘿瘤消散，堪称辛咸配伍的典范方剂。

（2）苦降咸软：咸味药与苦味药的配伍，能够增强苦味药的降下作用。例如，在大承气汤中，大黄苦寒，走胃、大肠经，具有泻下攻积、清胃肠实热的功效；芒硝咸苦寒，与大黄相须为用，可增强其泻下通腑泻热的作用；海蛤壳咸寒走肺经，能清热化痰，再配以苦味的桑白皮，可有效治疗热痰喘咳；水蛭咸苦入血分，与苦味的三棱、桃仁等药材配伍，可用于破血逐瘀消积。此外，鳖甲咸寒，具有滋阴潜阳的功效，可配以青蒿、知母等清退虚热的药物。

　　"辛散"是指辛味药物具有发散、行气、活血等方面的作用。《素问》言辛味药"辛散"，张元素把辛散的功效解释为"辛能散结"，主要用于缓解气血阻滞所致的结聚病证。又因为"结"是由气滞、血瘀、水液诸邪聚积变化而来的，辛味药还可以通过行气、行血、化湿浊痰饮、润燥等途径达到"散结"的效果。

　　1. 辛能行气。《灵枢·九针论》曰："辛走气。"辛能行气，一指辛入肺，疏散肺中郁结气机。如陈皮、紫苏叶等可以理肺中气机、理气宽中，紫菀、款冬花、百部可肃降肺气，麻黄可宣发肺气。辛味药入肺，主行肺气，气行则水行，也可助肺行水，用于治疗肺气失宣、水饮停滞等病证。二指辛味药可调畅脾胃气机。如木香、檀香可理脾胃气滞，枳壳可助脾气上升，陈皮、沉香可助胃气下降。三指辛可开郁结，调畅气机。如柴胡、青皮之辛行苦泄，性善条达肝气，可疏肝解郁。

　　2. 辛能行血。辛能行血是基于肺朝百脉、主治节的理论。如若肺气壅塞则不能辅心行血，导致心血运行不畅。因辛味药入肺经，可推动肺气，气机调畅则血运行正常。再者，辛属阳能行气，气为血之帅，气行则血行。如郁金、桂枝之类属辛，可以活血调经，这说明辛味药不但有活血的功效，甚至有些辛味药还有调经之功。除此之外，辛味入心经，同样有活血的功效。当归、红花等辛温入心经，可以活血通络止痛，乳香、没药辛行瘀血，都能有效治疗心系瘀血结滞病证。疮痈肿毒在体表多有瘀血为患，紫花地丁、野菊花味辛，也入心经，在清热解毒、凉血消肿的同时，其辛味入心经可以散瘀行滞。

3. 辛化湿浊痰饮。辛化湿浊是基于其自身的辛烈之性，善于开泄走窜，可以行中焦气机，使得湿无所聚而痰化饮消，同时解除因湿浊引起的脾胃气滞，具有化湿运脾的功效。统计《中药学》中的化湿药不难发现，化湿药均有辛味，入脾、胃经，如佩兰、苍术、砂仁、草豆蔻及藿香等。辛味药有着能散、能行的特性，还具有行气化痰、散其痰饮的功效。如属辛入肺经的前胡、桔梗、葶苈子之类中药，都可行肺气、祛肺痰。在统计《中药学》中的化痰止咳平喘药后，可以发现，温化寒痰药属辛温之药，除白附子以外，其余均归于肺经，如祛痰药半夏、天南星、旋覆花、白前等，均能辛温化痰、助肺除痰。

4. 辛能润燥。《素问·脏气法时论》言："肾苦燥，急食辛以润之，开腠理，致津液，通气也。"辛味药辛香芳燥，原本可耗津液、化湿浊，和辛味药能润似乎相悖。但是津液不足有多种情况，辛味药其实与津液的生成无关，但是辛味药行气、活血的作用有利于气血畅旺，从而促进津液运行布散，使得肌肤和脏腑濡润，因此辛味药还有"辛润"的作用，同时润燥也是"辛味散结"的作用之一。

第四节 其他软坚散结中药

食盐

【性味归经】味咸，性寒。归胃、肾、大肠、小肠经。

【用法用量】内服：沸汤溶化，0.9~3g；作催吐用：9~18g，宜炒黄。外用：适量，炒热熨敷；或水化点眼、漱口、洗疮。

【使用注意】咳嗽、口渴慎服，水肿者忌服。

【功能主治】涌吐，清火，凉血，解毒，软坚，杀虫，止痒。主治食停上脘，心腹胀痛，胸中痰癖，二便不通，齿龈出血，喉痛，牙痛，目翳，疮疡，毒虫蜇伤。

【各家论述】

1.《药性切用》：软坚杀虫，解一切荤腥毒。

2.《要药分剂》：治骨病齿痛，涌吐醒酒，治结核积聚。

卤碱

【性味归经】味苦、咸，性寒。归心、肺、肾经。

【用法用量】内服：开水溶化后冷服，成人每次1~2g，每日2~3次；6~10岁，每次0.3~0.5g；10~15岁，每次0.5~1g；15岁以上同成人量。

外用：适量，制成膏剂涂搽；溶液点眼或洗涤。

【使用注意】应用时宜先小剂量，不宜超过最大剂量。常用量不会发生不良反应，但部分患者可能出现口干、恶心、腹泻、皮疹等症状，可酌情减量或停药。静脉注射，偶可发生过敏反应现象，如荨麻疹、发热等；少数患者沿注射血管有疼痛感。个别患者由于体弱、空腹或处于月经期，注射后出现颜面苍白、出冷汗，甚至发生呕吐，停药后稍休息即可恢复。卤碱制剂注射速度过快或浓度过高，均可造成中毒甚至引起严重后果。主要表现为中枢神经系统受抑制（呼吸中枢的抑制尤为明显）和横纹肌松弛，呼吸肌的麻痹又可加重呼吸抑制程度。其次是心脏功能的抑制和血压下降。因此，角膜反射的消失和呼吸数的明显减少应看作中毒的早期指征。服用时必须用开水溶化，放冷后服用，以免药粉沾于口腔黏膜而造成腐蚀。

【功能主治】清热泻火，化痰，软坚，明目。主治大热烦渴，风热目赤涩痛。现用治克山病、大骨节病、甲状腺肿、风湿性心脏病、风湿性关节炎、高血压病、慢性支气管炎。

【各家论述】

1.《名医别录》：去五脏肠胃留热结气，心下坚，食已呕逆，喘满，明目，目痛。

2.《本草蒙筌》：能软积坚，除多年瘕凝痛，去湿热，消痰癖，洗涤垢腻有功，浆糨房中必用。

3.《本经逢原》：消痰磨积。

铁钉菜

【性味归经】味咸，性寒。归肝经。

【用法用量】内服：煎汤，15~30g。

【功能主治】软坚散结，解毒，驱蛔。主治颈淋巴结肿，甲状腺肿，喉炎，蛔虫病。

【各家论述】《中国药用海洋生物》：清热解毒，软坚散结。用于喉炎、甲状腺肿和颈淋巴结肿等。

鹅肠菜

【性味归经】味咸，性寒。归肝、肺经。

【用法用量】内服：煎汤，15~30g。

【功能主治】清热化痰，软坚散结。主治甲状腺肿，淋巴结肿，肺结核。

【各家论述】《中国药用海洋生物》：清热祛痰，软坚散结。用于淋巴结肿，干咳型肺结核。

萱藻

【性味归经】味咸，性寒。归肺、肝经。

【用法用量】内服：煎汤，10~15g。

【功能主治】清热解毒，化痰软坚。主治咳嗽，喉炎，甲状腺肿，颈淋巴结肿。

【各家论述】《中国药用海洋生物》：清热解毒，软坚化痰。用于干咳，喉炎，甲状腺肿和颈淋巴结肿等。

第三章

癥瘕积聚与微型癥瘕积聚

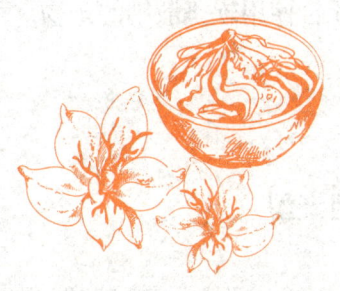

第一节 子宫肌瘤

子宫肌瘤在中医里属"癥"病范畴，其特点是腹部有质地坚硬、位置固定的块状物，推揉难以散开。该病成因多样，多因妇女经期或产后胞脉空虚，风寒之邪乘虚入侵；或因过度忧思忿怒，致使气血运行不畅，残留之血瘀滞胞宫；或因气虚无法运化痰湿，痰湿之邪阻滞冲任脉，停留在胞宫凝聚成癥。治疗时应以活血化瘀为先，同时结合行气、化痰等方法。若瘀血蓄留日久，癥块变硬，此时配合使用软坚散结的药物，可更迅速地消除有形的癥积，从而达到更理想的治疗效果。

一　软坚散结法适用证型

1. 气滞血瘀型：症见胞中结块，月经周期或先或后无规律，量或多或少，色暗红，有块，少腹胀痛或刺痛，块下痛减，胸胁不舒，情志抑郁，舌质暗，苔薄润，脉沉弦。治宜疏肝化瘀，软坚散结。

2. 气虚血瘀型：症见胞中结块，月经先期而至，量多、色淡、质稀，夹有大血块，小腹坠痛，带下量多、色白、质稀，四肢乏力，少气懒言，舌淡暗，苔薄白，脉虚细而涩。治宜补气健脾，化瘀散结。

二　软坚散结法临床用药

（一）方剂应用

1. 消坚汤（蔡小荪经验方）：桂枝 5g，赤芍 10g，牡丹皮 10g，茯苓 12g，桃仁泥 10g，三棱 10g，莪术 10g，鬼箭羽 20g，水蛭 5g，夏枯草 12g，海藻 10g。本方具有消瘤散结的疗效，适用于子宫肌瘤属于气滞血瘀类型且早期体质较为健壮的患者。若患者处于疾病后期，因长期出血导致气血两亏，则可在原方基础上添加扶正化瘀的药物，如党参、黄芪、黄精等。用法为经期结束后开始服用，持续 3 个月为 1 个疗程。

上海蔡氏女科的传承人蔡小荪认为，子宫肌瘤的形成原因有很多，例如六淫之邪趁经期或产后身体虚弱之时侵袭胞宫、胞络；或多产房劳、产后积血、七情所伤等，进而引起脏腑功能失调、气血不和、冲任损伤，最终导致气滞血瘀，血液瘀结于胞宫，日积月累形成肌瘤。此方以桂枝茯苓丸为基础进行加减。桂枝味辛，具有温通经络的作用；牡丹皮、赤芍能够破除瘀结，疏通血液中的瘀滞；茯苓能够起到渗湿下行的效果；三棱、莪术可逐瘀通经、消积；鬼箭羽不仅有破瘀散结的功效，还具有疗崩止血的作用；水蛭能破血消癥，《神农本草经》记载其"主逐恶血，瘀血，月闭，破血瘕积聚，无子，利水道"。全方共同发挥消癥散结的作用。

2. 橘荔散结丸（罗元恺经验方）：由橘核、荔枝核、川续断、小茴香、乌药、川楝子、海藻、莪术、制何首乌、岗稔根、党参、生牡蛎、粟毛球、益母草组成。该方具有活血化瘀、燥湿化痰、软坚散结、益气养血的功用，适用于子宫肌瘤属于气滞血瘀或痰湿凝聚，且兼有正气不足的情况。

此方是岭南妇科名家罗元恺参考《济生方》中的橘核丸（橘核、海藻、昆布、海带、桃仁、枳壳、川楝子、木香、川厚朴、延胡索、桂心）以及《景岳全书》中的荔核散（荔枝核、川楝子、小茴香、沉香、木香、食盐）进行加减化裁而成。方中以荔枝核与橘核作为主要的软坚散结药物，《本草纲目》记载荔枝核性味温涩，可用于治疗妇女血气刺痛；配伍海藻以增强散结效果，海藻味咸苦性寒，咸味能软坚润下，苦味可泄结，寒性能除血热，是软坚散结的良药；生牡蛎味咸性寒，入肝、肾、少阴经，具有平肝潜阳、软坚散结的功效，《汤液本草》中提到"牡蛎入足少阴，咸为软坚之剂"；小茴香、川楝子、栗毛球、乌药能够化痰理气散结、止痛消癥；莪术味辛苦性温，具有破血去瘀、行气消积的作用，张锡纯曾评价莪术"为化瘀血之要药，以治女子癥瘕，月经不调，性非猛烈而建功迅速"，又言"论消磨癥瘕，十倍香附亦不及三棱、莪术"，莪术不仅能破血，还能行血中之气，其破血积、癥瘕的功效显著；《本草求真》中记载"益母草行血、祛瘀生新，调经……"，能够辅助莪术发挥破瘀消癥的作用，且现代研究也证实益母草能兴奋子宫，明显增强子宫肌肉的收缩力和紧张性；党参具有补气益血、健脾的功效；川续断能补肾活血舒筋；制何首乌、岗稔根有补血止血的作用，尤其对于子宫肌瘤兼有月经量多的患者，效果更为理想。

（二）中成药应用

1. 宫瘤清胶囊：由熟大黄、土鳖虫、水蛭、桃仁、蒲黄、黄芩、枳实、牡蛎、地黄、白芍、甘草组成。具有活血逐瘀、消癥破瘕、养血清热的功效，适用于瘀热互结型子宫肌瘤患者。在经期应停用，孕妇禁用。

2. 红金消结片：由三七、香附、八角莲、鼠妇虫、黑蚂蚁、五香血藤、鸡矢藤、金荞麦、大红袍、柴胡组成。具有疏肝理气、软坚散结、活血化瘀的功效，可用于气滞血瘀型子宫肌瘤或伴乳腺增生者。口服，每次4粒，每日2次，连续治疗3个月。红金消结片联合醋酸戈舍瑞林缓释植入剂治疗子宫肌瘤3个月，可改善患者血液流变学（血浆比黏度、纤维蛋白原、红细胞聚集指数），调节性激素水平，缩小患者子宫体积和子宫肌瘤体积。

3. 消结安胶囊：由益母草、鸡血藤、三叉苦、连翘、功劳木、土茯苓组成。具有疏肝理气、活血化瘀、软坚散结的功效，适用于气滞血瘀型子宫肌瘤。服用方法为每次2粒，每日3次，连续治疗3个月。消结安胶囊与米非司酮联合使用3个月，能够显著减小子宫和子宫肌瘤体积，改善患者 LH、E_2 和 FSH 等激素水平。

（三）中药应用

1. 牡蛎：可化痰软坚，且具敛涩之性，可兼治子宫肌瘤伴发之月经过多，常用量为30g。

2. 山慈姑："能散坚消结，化痰解毒，其力颇峻。"

3. 玄参、生牡蛎：有清热固冲、软坚化积之效，可用于阴虚夹热，冲任失固而淋漓出血不止者，无论有无癥积皆可应用。常用量：玄参9~15g，生牡蛎15~30g。

小结： 子宫肌瘤属中医"癥瘕"范畴，多因气滞血瘀、痰湿凝聚等有形之邪滞留胞宫所致。临床若见子宫增大、质硬或有结节突起，经B超检查确诊为子宫肌瘤，且伴有月经不调、经期延长、量多、色紫暗夹块、痛经、少腹坠胀等症状，甚至出现继发性贫血，均可考虑采用软坚散结法治疗。

治疗时应结合月经周期分期论治：非经期以软坚散结、活血化瘀为主，兼顾益气；经期则以益气缩宫、祛瘀止血为主，辅以软坚散结。选药需根据具体证型，偏血瘀者选用三棱、莪术，偏痰湿者选用海藻、昆布、山慈姑，出血量多者加用牡蛎，并结合活血化瘀、理气化痰等法综合治疗，避免"虚虚实实"之误。

此外，考虑到子宫肌瘤病程长，为方便患者长期用药，可将中药汤剂改为丸散剂型，或直接选用合适的中成药，以丸（片）药缓攻。这样既符合软坚散结"渐消缓散"的特点，又便于患者坚持治疗。

家庭实用中医散结方

第二节 子宫内膜异位症

子宫内膜异位症患者在进行妇科检查时，常见宫骶韧带痛性结节及附件粘连包块，其中17%~44%的患者伴有盆腔包块（子宫内膜异位囊肿）。在中医理论中，子宫内膜异位症属于"癥瘕"范畴，血瘀是其核心病机，贯穿疾病始终。常见病因病机有痰瘀互结、湿热瘀结、气滞血瘀、肾虚血瘀等。中医治疗以活血化瘀为主，但由于该病是慢性病，瘀滞日久易形成顽固性瘤块。因此，将软坚散结法与活血化瘀等法有机结合，能有效缓解有形之邪的凝结状态，使癥瘕积聚的有形物质逐渐消融，从而显著改善症状、控制病灶，取得更好的临床疗效。

一 软坚散结法适用证型

1. 痰瘀内结型：经前或经期小腹疼痛，按压后疼痛加剧，经血色深红且夹杂血块。平素腰骶部有坠胀感，白带量多。病情复杂且持续难愈，舌质红或暗红，可能伴有瘀点、瘀斑，舌苔腻，脉象滑数。治疗应以软坚化痰、化瘀定痛为主。

2. 气滞血瘀型：经前或经期小腹胀痛，月经流量不畅，经血色暗红且有血块，血块排出后疼痛减轻。同时伴随乳房胀痛、肛门坠胀，舌质暗，可能有瘀斑、瘀点，舌苔薄白，脉弦。治疗应采用行气散结、活血祛瘀的方法。

3.肾虚血瘀型：经期或经后小腹隐痛，喜按喜温，腰部酸软，膝部无力，头晕耳鸣。月经周期不规律，经血色淡暗，可能有血块或量少淋漓不尽。精神疲惫，易困倦，性欲减退，受孕困难。肛门有重坠感，大便溏薄，面色晦暗，可能有面额暗斑，舌质淡暗，可能有瘀斑，舌苔白，脉沉细或细涩。治疗应以补肾化瘀、软坚散结为主。

二　软坚散结法临床用药

（一）方剂应用

1.红藤方（戴德英经验方）：由大血藤（红藤）、败酱草、桃仁、丹参、牡丹皮、牡蛎、延胡索、制香附、生蒲黄组成。本方具有活血化瘀、清热利湿之效，可用于以疼痛为主症，兼有舌红，有瘀血之征的瘀热型痛证，包括子宫内膜异位症、腺肌病、阴道炎症、慢性盆腔炎痛经及原发性痛经等。如遇卵巢巧克力囊肿者，加赤石脂、乳香、没药，有活血化瘀消瘤作用；有子宫腺肌病者，加半枝莲、白花蛇舌草清热解毒，消瘤理气，抑制异位内膜病灶生长；肛门坠痛伴腰酸者，加升麻、杜仲。

方义：方中红藤、败酱草、牡丹皮清热活血止痛；制香附、延胡索、生蒲黄有良好的理气止痛效果，且止血不留瘀；桃仁、丹参有活血祛瘀止痛作用；牡蛎有软坚散结消瘤作用。

2.化瘀消癥剂（傅友丰经验方）：鬼箭羽12g，木馒头12g，生贯众9g，海藻9g，昆布9g，皂角刺9g。本方具有活血化瘀、软坚消癥之效，可用于子宫腺肌病，证属血瘀型者。经期酌加活血通经中药，如益母草

15g、五灵脂（包煎）10g、丹参12g；经后期酌情加滋补肾阴中药，如女贞子15g、墨旱莲15g、生地黄12g等；经间期酌情加和血活血中药以促排卵，如当归12g、红花6g等；经前期酌情加温补肾阳中药，如肉苁蓉10g、菟丝子12g等。每日1剂，水煎服，早晚各服用1次，3个月为1个疗程。化瘀消癥剂加减治疗子宫腺肌病2个疗程，可缓解痛经、盆腔痛、肛门坠痛、性交痛、腰骶酸痛等症状，缩小子宫体积。

方义：方中鬼箭羽味苦辛，善于行散入血，具有破血通经、解毒消肿的功效，常用于治疗癥瘕结块、闭经、痛经等疾病，临床实践证实其对于瘀血阻滞之证有较强的药力。木馒头、皂角刺、生贯众、昆布、海藻等药物也都具有较好的活血通络、软坚散结的作用。在非经期，以这五味药物为主方治疗子宫腺肌病；经后配合使用生地黄、女贞子等滋阴药物；经间期配合使用红花、五灵脂等活血促排药物；经前期酌情增加肉苁蓉、菟丝子等助阳药物，以更好地发挥化瘀消癥剂的疗效。

（二）中成药应用

散结镇痛胶囊：由三七、浙贝母、薏苡仁等组成。具有软坚散结、化瘀定痛的功效，适用于子宫内膜异位症或腹腔镜术后，证属痰瘀互结兼气滞的患者。口服，每次4粒，每日3次。该药联合米非司酮治疗子宫内膜异位症6个月经周期，有助于消除异位结节，改善盆腔包块、月经不调及继发性痛经等临床症状。此外，将散结镇痛胶囊应用于子宫内膜异位症或腹腔镜术后，可有效缓解症状，减少复发，提高受孕率。

（三）中药应用

1. 三棱、莪术：均具破血行气、消积止痛之效。三棱偏于破血，莪术重在行气，二者合用，气血双调，可活血化瘀、行气止痛、化积消块。

2. 猫爪草、夏枯草：猫爪草性偏温，能化痰散结、解毒消肿；夏枯草性偏寒凉，长于软坚散结。二者配伍，治疗癥瘕包块，既增强软坚散结消肿之力，又中和药性，防止过于温热或寒凉。

小结： 软坚散结法常与活血化瘀法相兼为用。子宫内膜异位症患者在妇科检查时，可在子宫后壁、子宫骶骨韧带、直肠子宫陷凹处触及米粒至蚕豆大小的触痛性结节，质地坚硬。若为卵巢子宫内膜异位，则可触及一侧或双侧附件的囊性包块。软坚散结法是治疗此类肿块、硬结的针对性治法。鉴于血瘀是子宫内膜异位症的根本病机及病理基础，将软坚散结与活血化瘀联用，可显著提升疗效。此外，根据具体病因，还可结合理气化痰、温肾益气等方法。

第三节 盆腔炎性疾病

盆腔炎性疾病由女性上生殖道感染引发，炎症长期存在可致盆腔局部组织破坏、广泛粘连与增生，以及瘢痕形成，既往称为慢性盆腔炎。临床主要表现为长期反复的下腹部或腰骶部疼痛、白带增多、月经失调和痛经等。妇科检查可见宫体一侧或双侧附件片状增厚、条索状增粗，有轻压痛，或可触及囊性肿块，子宫活动受限或粘连固定，宫骶韧带增粗变硬。软坚散结法治疗盆腔炎性疾病时，结合病因及证候，配合其他治法，采用内服、外敷、中药保留灌肠等方式，能改善临床症状，缓解体内炎症，促进恢复，且在疗效和经济性方面具有明显优势。

一 软坚散结法适用证型

1. 湿热瘀结型：患者表现为低热起伏，下腹部胀痛或坠痛，疼痛可蔓延至腰骶部，腹部压痛明显，伴有带下量多、色黄或有臭味，尿液短少且黄，食欲不振。舌质暗，可能有瘀斑、瘀点，舌苔黄腻，脉象弦滑。此类型常见于慢性盆腔炎病程较短或慢性盆腔炎急性发作的患者。治疗应以清热利湿、祛瘀散结为主。

2. 气滞血瘀型：患者表现为少腹部胀痛、刺痛，白带增多，经期腹痛，月经色暗并伴有血块，血块排出后疼痛减轻。经前出现乳房、胸胁胀痛，情绪抑郁。舌质暗，有瘀点或瘀斑，舌苔薄，脉象弦涩。此类型多见于慢性输卵管卵巢炎、慢性结缔组织炎、输卵管梗阻的患者。治疗应以行气化瘀、软坚散结为主。

（一）方剂应用

化瘀宁坤液（郭志强经验方）：大血藤 15g，三棱 15g，莪术 10g，水蛭 5g，昆布 15g，槟榔 15g，桂枝 10g，牡丹皮 15g，赤芍 15g，败酱草 30g，虎杖 15g，没药 10g，附子 10g。本方具有活血化瘀、软坚通络之效，可用于慢性盆腔炎有瘀浊内阻者。水煎后浓缩成 200ml，瓶装，用前摇匀；灌肠，药液温度控制在 38~40℃，插管长度为 16~20cm，滴速以使药液在 15 分钟滴完为宜；灌肠完毕，可采取膝胸卧位，充分促进药液保留，保留时间最短 1 小时，能保留一夜最好；非经期每晚 1 次，经期停用。

（二）中成药应用

1. 止痛化癥胶囊：由全蝎、蜈蚣、三棱、莪术、土鳖虫、延胡索、丹参、川楝子、当归、鸡血藤、鱼腥草、败酱草、炮姜、肉桂、白术、党参、黄芪、山药、芡实组成。具有活血调经、止痛化癥、软坚散结的功效，适用于慢性盆腔炎气虚血瘀证。口服，每日 3 次，每次 4 粒。联合抗生素治疗慢性盆腔炎 14 天，可改善下腹痛、腰骶痛、经量多及带下量多等临床症状，同时改善血液流变学指标，如血浆纤维蛋白原、血浆黏度、全血黏度低切和高切值。

2. 丹鳖胶囊：由丹参、三七、三棱、莪术、桃仁、当归、鳖甲、海藻、杜仲、白术、半枝莲、桂枝组成。具有活血化瘀、软坚散结的功效，适用于盆腔炎性疾病气滞血瘀证。口服，每次4粒，每日3次。治疗盆腔炎性疾病4周，可缓解下腹痛、腰骶部酸困及阴道分泌物异常等临床症状，总有效率达97%。

（三）中药应用

1. 夏枯草：有清热泻火、明目、散结消肿的功效，与白花蛇舌草合用有清热除湿散结之效，可用于湿热瘀结型癥瘕。

2. 牡蛎：有重镇安神、平肝潜阳、软坚散结、收敛固涩之效，可用于治疗各种类型的癥瘕，主要取其软坚散结、消散包块之意。

小结：凡盆腔炎性疾病见粘连、增生、盆腔包块者，均可应用软坚散结法。盆腔结缔组织炎使局部组织充血水肿，白细胞及浆细胞浸润，组织失去柔软感、增厚发硬；慢性期则纤维结缔组织增生，形成瘢痕组织，导致盆腔炎性包块。此时，中药软坚散结法可发挥优势，有助于缩小盆腔包块、减轻粘连。

第四节 糖尿病肾病

糖尿病肾病的病理特征主要表现为肾小球系膜增生、基底膜增厚、K-W（Kimmelstiel-Wilson）结节、肾间质纤维化以及肾微血管硬化等微观变化。有学者指出，这些微观病理改变与中医理论中"邪聚而成形，久而成积"的病机相契合，可形象地描述为"微型癥瘕"或"微型癥积"。在治疗方面，采用软坚散结法，并与化痰祛瘀、补肾健脾等法协同作用，能够有效改善肾络瘀滞，促进肾脏气血的顺畅流通，进而增强肾脏的泌浊存精功能，为糖尿病肾病的预防与治疗提供了新的思路和方法。

一 软坚散结法适用证型

1. 气阴两虚，兼血瘀型：患者表现为尿液浑浊，精神疲惫、体力不支，气息短促、言语低微、咽喉干燥、口渴，头晕目眩，小便频数，手足心发热，心悸不安。舌体瘦薄，舌质红或淡红，舌苔少而干燥，脉象沉细无力。血瘀证患者舌色紫暗，或有瘀点瘀斑，舌下静脉迂曲，脉沉弦涩。治法为益气养阴，化瘀散结。

2. 脾肾亏虚，痰瘀阻滞型：表现为小便频数，或清长，或浑浊如膏脂，腰膝酸软，疲倦乏力，肢体浮肿，夜尿增多。次症为气短懒言，口干口腻，

家庭实用中医散结方

少尿，精神萎弱，畏寒肢冷。舌质暗淡或淡胖，苔薄白或腻，脉细涩或细滑。治法为健脾益肾，软坚散结。

二 软坚散结法临床用药

（一）方剂应用

1. 补肾抗衰片（天津中医药大学第一附属医院院内制剂）：由丹参、淫羊藿、龟甲、何首乌、杜仲、桑寄生、党参、石菖蒲、砂仁、茯苓、夏枯草、海藻组成。具有益肾健脾、软坚散结的功效，适用于Ⅲ期、Ⅳ期糖尿病肾病，证属肾虚痰瘀型。临床研究显示，补肾抗衰片治疗肾虚痰瘀型老年2型糖尿病肾病4周，可有效改善临床症状，降低糖化血红蛋白、尿微量白蛋白、尿白蛋白/肌酐比等指标。

方义：方中龟甲、何首乌、桑寄生、杜仲、淫羊藿具有补肾填精、调和阴阳的作用，党参、茯苓、砂仁、石菖蒲则能益气健脾、祛湿化痰，丹参具有活血通脉的功效，夏枯草、海藻能够泻火散结。全方通过调和阴阳、健脾益肾、活血化痰散结，达到标本兼顾、补虚泻实的效果，使人体恢复阴平阳秘、气血通达的状态。

2. 含化丸（《证治准绳》）加减：由海藻、昆布、海蛤、海带、瓦楞子、文蛤、夏枯草、浙贝母、白僵蚕、天竺黄、瓜蒌、白附子、天南星、三棱、莪术组成。具有化痰祛瘀、软坚散结的功效，适用于糖尿病肾病出现肾小球固缩、肾脏缩小，或糖尿病性视网膜病变眼底白色渗出、肌化物形成，或局部溃疡、痰腐不消等情况。

3. 补肾化积降浊汤（刘玉宁经验方）：由生黄芪、肉苁蓉、桃仁、川芎、三棱、莪术、制鳖甲、土鳖虫、制大黄组成。具有补正扶阳、消癥散积的功效，适用于糖尿病肾病晚期，气阳亏虚、痰瘀毒互结的患者。

方义：方中生黄芪能够补脾气而壮肾元；肉苁蓉具有补肾精而壮元阳的作用，《本草汇言》评价其具有"温而不热，补而不峻，暖而不燥，滑而不泄"的特点，因此得名"苁蓉"，并且苁蓉还具有通阳化气、蒸化水液的功效；川芎具有活血行气的作用；桃仁能够活血祛瘀、破血消瘤；三棱、莪术则能破血行气、消积；鳖甲具有软坚散结的功效；土鳖虫能够活血通络、逐瘀破积；大黄则具有化瘀消癥、推陈致新、通腑降浊的作用。诸药合用，攻补兼施，破积生新，将解毒、化痰、破瘀、通络等方法相结合，临床效果显著。

4. 叶氏软坚泄浊方（叶景华经验方）：由生黄芪、炒白术、鬼箭羽、制大黄、王不留行、落得打、猫爪草组成。具有健脾益肾、软坚泄浊之效，可用于糖尿病肾病Ⅳ期，证属脾肾亏虚、痰瘀阻滞型。每日1剂，水煎服，每日2次，1个月为1个疗程。叶氏软坚泄浊方联合西医常规用药治疗糖尿病肾病Ⅳ期3个疗程，可改善临床症状，改善尿微量白蛋白与肌酐的比值、24小时尿蛋白定量、肌酐、肾小球滤过率、白蛋白、空腹血糖。

方义：方中重用黄芪专攻补气，炒白术益气健脾，助黄芪益气固表，叶老以黄芪与白术相须配伍治疗肾病之大量蛋白尿；制大黄、王不留行解毒泄浊，对糖尿病肾病具有抗菌消炎、调节免疫、利尿消肿的作用；鬼箭羽、落得打清热解毒，活血消肿；猫爪草解毒消肿，化痰散结。

（二）中药应用

1.三棱、莪术：可破血行气，能治一切有形凝滞之坚积。该药可用于糖尿病肾病有肾小球硬化表现，病机为肾络瘀血内结者。

2.浙贝母、煅牡蛎、皂角刺：有祛痰软坚散结之效。糖尿病肾病的病理特点以肾小球血管受损、硬化为主，形成结节性病变，属于血瘀范畴。瘀血日久，痰浊也随之凝聚，通过祛痰软坚散结，能更好地辅助达到活血通络之效果。

3.水蛭、地龙：虫类药味多咸而入血软坚散结，性多善行而通络祛风。水蛭乃仲景治疗少腹蓄血顽结不化之神品，善祛积瘀坚癥瘕，能消肾脏瘀血坚结于无形之中，而又无损于气分，开破之力不著；地龙性咸寒，解热毒，祛湿热，利小便，通经络，破血结，利水消肿。二者合用，散结通络消癥利水功能增加，对于消除肾脏微型癥瘕，邪祛则正安，固摄功能改善，蛋白尿排泄减少，对糖尿病肾病蛋白尿的治疗有借鉴意义。

小结： 软坚散结法适用于糖尿病肾病Ⅱ～Ⅳ期的实证或虚实夹杂证型。此阶段患者会出现不同程度的蛋白尿，肾小球基底膜和系膜基质增生，甚至弥漫性或结节性肾小球硬化。病机复杂，在气血阴阳亏虚的基础上，"瘀""痰""郁""热"等病理因素相互交织，积聚于肾络形成微型癥瘕。软坚散结法主要针对有形实邪阻滞进行治疗，同时根据虚实情况配合补虚扶正药物。

糖尿病肾病的病机特点是本虚标实，标实证包括血瘀、气滞、痰阻、热结、湿热、水湿、饮停等，其中血瘀和痰阻较为常见。用药时需重视祛瘀软坚散结药与化痰软坚散结药的联合运用。对于血瘀偏重者，常用三棱、莪术、炮甲珠、水蛭、地龙、鬼箭羽、山楂、大黄等；对于痰阻偏重者，常用海藻、昆布、牡蛎、卷柏、皂角刺、浙贝母等。

　　此外，软坚散结法的外治作用也值得关注。在糖尿病肾病后期，50%~75%的患者会出现肾功能损害，25%的患者会发展为终末期肾病，并逐渐出现慢性肾衰竭相关症状，如恶心、呕吐、食欲不振等。软坚散结中药保留灌肠和中药外敷等外治方法，改变了给药途径，解决了患者服药难的问题，并对延缓肾功能恶化有一定疗效，值得临床重视。

第五节 高血压

高血压与动脉粥样硬化互为因果，是心脑血管病的主要危险因素。有学者认为，高血压常伴随动脉粥样硬化性改变，可视为"积聚"的一种类型。《类证治裁·积聚论法》指出："诸有形而坚着不移者，为积。"其主要病机为痰瘀交结，因此软坚散结法是治疗高血压的重要方法。常规治疗方法虽可减缓动脉粥样硬化斑块形成，但已形成的积证若不消除，气血运行仍会受阻，痰瘀也无法根除。只有通过软坚散结法消除积证，才能使气血通畅，痰瘀无以化生，血脉顺畅，从而有效控制血压，减少心脑血管并发症。现代医家根据高血压及相关疾病的病理机制、临床表现和病理产物，围绕软坚散结法提出了自己的见解和治疗方案。

一 软坚散结法适用证型

痰瘀互结型：眩晕、头痛，舌苔白腻或黄腻，舌质暗红，边有瘀点或瘀斑，脉管僵硬、艰涩，脉弦滑或沉涩，伴发动脉硬化或斑块。治宜活血化痰，软坚散结。

二　软坚散结法临床用药

（一）方剂应用

1.软脉活血汤（仝小林经验方）：由莪术、三七、浙贝母、海藻等组成。具有活血化痰、散结软脉的功效，适用于高血压具有脉道僵硬、艰涩、狭窄表现，或经 B 超、CT、MRI 等检查确诊为动脉硬化、斑块形成者。

2.红龙夏海汤（刘永家经验方）：红花 10g，地龙 12g，夏枯草 30g，海浮石 20g。具有活血化瘀、祛痰降浊、软坚散结的功效，适用于无症状性高血压痰瘀互结型患者。临床应用中，红龙夏海汤治疗 1 级高血压病 4 周，降压总有效率达 95.7%；与卡托普利片联合治疗 2 级高血压病 4 周，降压总有效率为 93.3%。

方义：方中红花能活血化瘀，并具有降压作用；地龙通过直接作用于中枢神经系统或通过内感受器反射影响中枢神经，引起内脏血管扩张而使血压下降；夏枯草清肝火、散郁结，亦具有降压作用；海浮石能软坚散结，对痰浊为病有较好的疗效，是治疗高血压的重要药物。诸药合用，疗效显著。

（二）中药应用

1.僵蚕：有清热化痰软坚之效，可用于热痰阻络型高血压。

2.海藻：消痰软坚散结作用明显。海藻 60g 与甘草 30g 同用治疗高血压，辨证加用其他方药，有良好降压及症状减轻效果。药理研究证实，海藻中所含的褐藻多酚、螺旋藻、类胡萝卜素等多种活性成分可通过多途径起到降低血压的作用。但值得注意的是，海藻所含盐分大，用之前可先浸泡 10 分钟。

3. 昆布：治疗高血压内风证，以地龙、川芎、僵蚕、槐米、白蒺藜，加昆布 20g，其降压效果明显。药理研究表明，昆布浸提液中罗布氨酸等活性成分能有效抑制血管紧张素转化酶的活性，从而达到降血压的效果。

小结： 软坚散结法适用于高血压发展中因痰瘀相互固化积聚引起的血脉不畅、动脉粥样硬化、冠心病、肾衰竭、中风偏瘫等情况。用药需结合病因：痰浊阻滞者选海藻、昆布，肝郁化火者用夏枯草，阴虚阳亢者选鳖甲。但海藻、昆布等咸味药可能升高血压、加重肾脏负担，临床应慎用。高血压多虚实夹杂，治疗时应结合扶正中药使用。

第六节 动脉粥样硬化

动脉粥样硬化是动脉内膜脂质积聚呈黄色粥样，其病变基础是脂质代谢障碍。病变从内膜开始，早期有脂质、复合糖类积聚，随后出血、血栓形成，继而纤维组织增生及钙质沉着，最终导致动脉壁增厚变硬、血管腔狭窄。有学者认为，动脉粥样硬化病程中的结聚、聚集等病理变化与中医学的有形实邪互结相似，可归纳为"坚""结"，而软坚散结法在化解有形实邪、改善血脂异常、减小和消退动脉硬化斑块等方面有一定的优势。

一　软坚散结法适用证型

1. 痰瘀互结型：局部刺痛，肢体麻木、痿废，胸闷多痰，舌紫暗或有斑点，苔腻，脉弦涩。治宜活血化痰，软坚散结。

2. 气滞血瘀型：局部胀闷，走窜疼痛，甚则刺痛、拒按，或有肿块坚硬，局部青紫肿胀，情志抑郁或急躁易怒，面色紫暗，皮肤青筋暴露，舌质紫暗或见瘀斑，脉涩。治宜理气活血，软坚散结。

3. 气虚血瘀型：面色淡白或晦滞，身倦乏力，气少懒言，疼痛如刺，常位于胸胁，痛处固定不移，拒按，舌淡暗或有紫斑，脉沉涩。治宜益气活血，软坚散结。

二　软坚散结法临床用药

（一）方剂应用

1.软坚散结散（湖北省中医院脑病科方）：鳖甲、莪术、地龙、陈皮、半夏、葛根。具有滋阴息风、软坚散结、化痰祛瘀通络的作用，适用于颈动脉粥样硬化且气滞、痰浊、血瘀、热毒互结者。气郁重者加香附、枸橘叶等，热毒重者加夏枯草、天葵子等，痰阻重者加瓜蒌、浙贝母等，肝肾亏者加鳖甲、龟甲等，血瘀重者加月季花等。

方义：鳖甲为君药，具有滋阴清热、潜阳息风、软坚散结的作用。莪术为臣药，破血行气、消结止痛，与鳖甲相伍。现代药理研究显示，莪术对血管壁血小板聚集有显著抑制作用，能降低血液黏度，缩短红细胞电泳时间，抑制血栓形成。陈皮、半夏二者具有抗氧化、抗凝、降血脂等作用，对动脉硬化具有较好的治疗作用。地龙通经活络、清热息风、平喘利尿，现代研究发现，地龙具有抗血栓、抗肿瘤、调节免疫、降压、抗心律失常、镇痛消炎等广泛药理作用。葛根升阳生津、引药上行，使药物能达头面颈项之部位，共为使药。

2.心脉康片（东莞市中医院院内制剂）：鳖甲、三棱、莪术、枳实、制胆星、石斛。具有软坚散结、益气通脉之效，适用于动脉粥样硬化且痰瘀互结者。口服，每日3次，每次3片。单用治疗颈动脉粥样硬化6个月，可降低血脂，减轻颈动脉内膜厚度，降低血清超敏C反应蛋白（hsCRP），在降低心脑血管事件及再住院发生率方面较单用辛伐他汀或血脂康更有优势。心脉康汤剂治疗脑动脉硬化4周，对相关症状的改善优于尼莫地平。

方义：方中鳖甲为君药，具有滋阴清热、潜阳息风、软坚散结的多重作用。现代药理研究证实，其具有免疫促进、抑制结缔组织增生、消散结块的功效，是治疗动脉粥样硬化的重要药物。三棱、莪术为臣药，破血行气、消积止痛，二者配合鳖甲，能起到软坚散结、破血消瘀的作用。枳实、制胆星为佐药，枳实破气消积、化痰除痞，制胆星清火化痰，二者消痰以助散结。石斛为使药，生津益胃、滋阴清热，在此可监制前五味药物的破气作用，防止损伤正气；而石斛碱有升高血糖、降低血压的作用，对于颈动脉粥样硬化也有一定作用。六药合用，共奏软坚散结、益气通脉之功。

3. 补阳还五汤（《医林改错》）：加减黄芪、桃仁、红花、当归、赤芍、生地黄、川芎、海藻、生南星（冲服）、地龙、炙鳖甲、玄参、槐花。具有益气活血、软坚化痰的功效，适用于动脉粥样硬化或由各种原因引起的动脉炎导致的血管内膜病变，特别是那些属于痰湿瘀结证型的患者。如果患者存在心脾两虚的情况，可以在方子中加入何首乌、远志、石菖蒲等药材；如果是心肾两虚，可以加入女贞子、五味子、山茱萸等；对于肝肾阴虚、元气耗损的患者，则可以加入天麻、麦冬、人参、生山药、黄精等。使用方法是每日 1 剂，用水煎服，每 5 天为 1 个疗程。

（二）中成药应用

鳖甲煎丸：有祛瘀化痰、软坚消癥之效，可用于颈动脉粥样硬化及颈动脉粥样硬化斑块导致的急性缺血性脑卒中。口服，每次 3g，每日 3 次。鳖甲煎丸联合常规降糖、降压等药物治疗颈动脉粥样硬化 3 至 6 个月，可以明显改善颈动脉内膜中层厚度、颈动脉血管内径以及动脉粥样硬化斑块面积。此外，鳖甲煎丸联合常规西医用药治疗急性缺血性脑卒中 2 周，在颈动脉粥样硬化斑块总面积、不稳定斑块数目、血清 C 反应蛋白（CRP）和 INF-α 水平方面，疗效都比单独使用常规西医用药要好。

（三）中药应用

1. 海藻、僵蚕：海藻有软坚散结之功，又能祛经隧胶著之痰；再佐以祛风化痰、软坚散结之僵蚕，则痰得化得散。且海藻凉润性凝，僵蚕辛温性散，寒温并用，一防过寒则痰愈凝，二防过温则津愈燥，阴阳相配，使化痰而不伤正，散结而不留邪。此外，也可配伍小量水蛭，其咸苦平，取逐血破结软坚之效；再佐以鬼箭羽、姜黄，使温寒相配，祛瘀而不耗气，活血而不留瘀。其中化痰药药量宜重，为主；消瘀药药量宜轻，为辅。痰瘀消化，则脉软血通。

2. 夏枯草、海蛤壳、海浮石、天葵子：有软坚散结、清热解毒之效，可用于热毒较重的动脉粥样硬化患者。

3. 蜈蚣、全蝎、地龙：有软坚散结、解毒之效，可用于热毒内结较重的动脉粥样硬化患者。

4. 昆布、莪术、川贝母、浙贝母：有软坚散结、祛湿化痰之效，可用于痰阻较重的动脉粥样硬化患者。

5. 天南星、禹白附、白芥子、阿魏、薤白、九香虫：有软坚散结、温化散寒之效，可用于寒湿较重的动脉粥样硬化患者。

6. 香附、青皮、枳壳、木香、沉香、紫苏梗：有软坚散结、理气解郁之效，可用于气郁较重的动脉粥样硬化患者。

小结：动脉粥样硬化是一种复杂的疾病，其病理机制主要是气血、痰浊、瘀血、热毒等相互交织，积聚在脉络中，形成"积证"，从而推动疾病的发展。这些因素既是病变的起始原因，又会在病变过程中不断引发新的问题。因此，软坚散结法可以作为贯穿动脉粥样硬化治疗全程的重要方法，帮助阻止"积证"形成，延缓其发展，预防中风、胸痹、痴呆等并发症的发生。

在临床治疗中，软坚散结的药物种类丰富，需根据动脉粥样硬化的具体证型来选择合适的药物。由于该病病程较长，体内有形的实邪，容易积聚，因此需要使用虫类咸寒活血软坚的药物来软坚散结通络；同时，痰浊与瘀血长期沉积在脉络中，会导致脉络不畅，此时应选用具有化痰祛湿作用的软坚消结药物。此外，还应重视引经药的使用，比如葛根可以引导药物上行，地龙可以通经络、达脑部，这些药物的使用可以增强整体疗效。

以肿瘤为主要表现的疾病

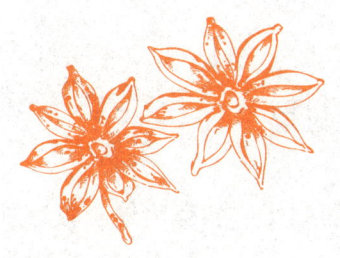

第一节 结直肠癌

结直肠癌以腹内坚硬肿块为主要特征。通过直肠指检、乙状结肠镜或纤维结肠镜，可发现肠腔肿块，腹部常可触及包块，全身检查可发现贫血及转移征象，如锁骨上淋巴结肿大、出现肝肿块等。治疗上以中西医结合为主，其中，在中医药治疗中，软坚散结是重要环节。常用方法有扶正软坚、解毒软坚、调气软坚、化痰软坚、化瘀软坚等。临床上灵活综合运用这些方法，可有效针对肿瘤病灶，达到消坚散结的治疗效果。

一 软坚散结法适用证型

1.瘀毒内阻型：腹痛腹胀，痛有定处，腹有肿块，便下脓血黏液，或里急后重，便秘或便溏，大便扁平或变细，舌质暗红有瘀斑，苔薄黄，脉弦数。治宜清热解毒，祛瘀散结。

2.气滞血瘀型：腹部刺痛，痛处固定不移，下利紫黑脓血，舌质紫暗有瘀斑，脉涩。治宜理气活血，消瘤散结。

3.痰湿瘀滞型：胸闷脘痞，或头身困重，或大便黏滞，或口中黏痰，舌淡紫或有斑点，苔滑腻，脉滑。治宜化痰软坚，祛瘀散结。

（一）方剂应用

1. 芪藤汤（贾堃经验方）：黄芪、姜石各 60g，党参、瓦楞子、马齿苋、大血藤、薏苡仁各 30g，蜂房、紫阳茶各 10g。具有补气养血、软坚散结、解毒消肿、健脾止泻的功效，适用于气血亏虚、痰湿瘀毒互结所致的肠癌。每日 1 剂，水煎服。

方义：方中黄芪、党参、薏苡仁补气健脾，紫阳茶强心利水，瓦楞子、姜石软坚散结，马齿苋、大血藤、蜂房解毒消肿。诸药配伍，共奏补气养血、软坚散结、解毒消肿、健脾止泻之功。

2. 肠蕈方（抚顺市中医院肿瘤科方）：由生黄芪、白术、茯苓、当归、白芍、熟地黄、大血藤、藤梨根、生牡蛎、夏枯草、海藻、鸡内金组成。具有补气养血、软坚散结的功效，适用于结肠癌晚期化疗期间气滞痰饮、血瘀互结且正气耗伤的患者。每日 1 剂，水煎煮，早晚口服，21 天为 1 个周期。肠蕈方配合化疗用药 4 个周期，可改善中医临床证候，有效率为 50%，疗效优于单用化疗。

方义：方中生黄芪补肺健脾，白术、茯苓助黄芪增强益气健脾之效，当归、白芍、熟地黄补血活血，大血藤解毒补血，生牡蛎、夏枯草、海藻软坚散结，鸡内金健脾消食。诸药配合，共奏补气养血、化瘀抗瘤之功。

（二）中成药应用

1. 消癌平片：有清热解毒、化痰软坚之效，可用于结直肠癌手术 1~2

个月后，无需辅助放、化疗者，有预防术后复发或转移，减轻症状的作用。

2. 平消胶囊/片：有活血化瘀、止痛散结、清热解毒、扶正祛邪之效，可用于结直肠癌手术1~2个月后，无需辅助放、化疗者，有预防术后复发或转移，减轻症状的作用。

3. 安替可胶囊：有软坚散结、解毒定痛、养血活血之效，可用于结直肠癌手术1~2个月后，无需辅助放、化疗者，有预防术后复发或转移、减轻症状的作用。

（三）中药应用

1. 大血藤、败酱草：大血藤具有清热解毒、活血化瘀、祛风湿止痹痛的功效，败酱草则有清热解毒、消痈排脓、祛瘀止痛的作用，药理研究证实败酱草皂苷具有抗肿瘤作用。两药合用，能增强解毒散结、祛瘀止痛的效果，适用于治疗肠癌，尤其适合伴有腹痛的患者。

2. 三棱、莪术、硇砂：三棱和莪术是常用的破血消积、软坚散结的药物组合，在此基础上加用小剂量（0.3g）的硇砂，可增强消积软坚、破瘀散结的功效。硇砂具有腐蚀性，使用时取小量装入胶囊中，既能助三棱、莪术增强活血化瘀的作用，又能避免对食管的腐蚀。

3. 虫类药：善于搜剔经络中的痰瘀，具有松透病根的作用，可用于治疗久治不愈的肿瘤等疑难疾病，通过其软坚消瘤的功效来消除癥积肿块，治疗顽疾。常用的虫类药包括全蝎、蜈蚣、僵蚕、水蛭、守宫、干蟾皮、九香虫、土鳖虫、鳖甲、龟甲、山蚤虫、蟑螂、斑蝥、地龙、海龙、牡蛎、马陆、虻虫、鼠妇等。

小结： 软坚散结法适用于因多种复杂病机形成的癌瘤。结直肠癌在正气虚弱的基础上，毒、湿、痰、瘀相互交织，证型常相互掺杂。治疗时不必拘泥于某一种特定方法，只要见到肿瘤病灶，即可考虑使用软坚散结法。常用药物包括土鳖虫、山慈姑、莪术、虎杖根、蛇六谷等。

在治疗过程中，应根据病情的发展阶段来决定扶正和祛邪的侧重点。在疾病初期或手术前，邪气较盛而正气尚未大虚，此时应以抗癌解毒、软坚散结、化痰逐瘀等治法为主；而对于晚期患者，正气明显虚弱，且可能出现各种并发症，此时则需要补益气血、滋阴温阳，同时兼顾抗癌解毒、软坚散结、化痰散瘀等辨证处理。

在术后预防复发方面，也不可忽视软坚散结法的作用。肿瘤是有形的积聚物，非攻难消。虽然外科手术可以去除有形的肿瘤，但无形的癌毒仍然存在，可能在原处残留或扩散到其他部位。术后患者的正气已经受到一定的损伤，因此不宜过度攻伐，而应采用软坚散结、消散积聚的方法来降低复发的风险。

第二节 胰腺癌

胰腺癌以腹中积块、腹痛、食欲不振、消瘦、黄疸为主症，易侵犯转移。查体可见胆囊、肝脏、脾大，上腹部压痛或包块，腹水，浅表淋巴结肿大。本病由多因素致病，病情动态变化，治疗需根据病情、个体体质，中西医并重，综合治疗，以缓解症状、控制病情、防止恶化。软坚散结法对胰腺癌"腹中积块"疗效显著，较为常用。

一 软坚散结法适用证型

1. 气滞血瘀型：上腹部疼痛难忍，痛处固定且持续，触之拒按，可触及腹中痞块。同时伴有脘腹胀满，食欲不振，恶心呕吐，面色晦暗无光，身体逐渐消瘦。舌诊可见舌质青紫，边缘有明显瘀斑，舌苔薄，脉象弦细或涩。治疗应以理气消瘀、软坚散结为主。

2. 湿热蕴结型：上腹部胀满不适或胀痛，发热持续不退，口渴却不想多喝水，或伴有身黄、目黄、小便黄，口苦、口臭，大便溏泄且有臭秽之味。舌质红，舌苔黄或腻，脉象数。治疗此证型应以清热利湿、软坚散结为主。

二　软坚散结法临床用药

（一）方剂应用

1. 膈下逐瘀汤（《医林改错》）加减：由预知子、急性子、生牡蛎、菝葜、藤梨根、浙贝母、桃仁、延胡索、枳壳、制香附、乌药组成。具有理气止痛、软坚散结、消瘀抑瘤之效，可用于胰腺癌气滞血瘀型患者。

2. 消癥止痛膏（无锡市中医医院院内制剂）：由阿魏、木鳖子、生大黄、冰片组成。具有解毒化瘀、消癥散结之效，可用于胰腺癌，证属气滞血瘀、痰凝毒聚、相互胶结，有腹痛腹胀表现者。用法：外敷中上腹部相应皮肤24小时，隔日1次。消癥止痛膏联合内服方药治疗晚期胰腺癌1个月，可缓解腹痛腹胀、缩小瘤体。

方义：局部邪实不通是癌痛的重要病机。软坚散结、通经活络中药外用，通过腹部皮肤、黏膜直接吸收，有利于祛邪消胀止痛。方中阿魏疏通经络，辛香走窜，渗透力极强，能减轻痛觉神经受到的刺激，现代药理研究显示该药有消炎、增强免疫力之功；大黄与木鳖子相伍能荡涤邪气，用以软坚散结，配以阿魏、冰片能更好地发挥止痛作用。冰片的用量取决于疼痛的程度与肿瘤范围的大小，一般一次用量5~10g，最大可用至20g。外贴消癥止痛膏靶向性强，攻邪不伤正，避免了体虚不耐峻攻的问题。

3. 清胰化积汤（刘鲁明经验方）：由蛇六谷、半枝莲、白花蛇舌草、豆蔻、绞股蓝组成。具有清热化湿、软坚散结之效，可用于胰腺癌，证属湿热蕴结者。有学者报道，以清胰化积汤加减治疗胰腺癌术后患者1例，患者术后病理确诊为胰尾高中分化腺癌，伴淋巴结转移，两肺多发转移，治疗3个月后肿瘤病灶及淋巴结肿大明显缩小。

方义：方中蛇六谷软坚散结，行瘀消肿为君；白花蛇舌草、半枝莲清热解毒，化湿消肿为臣；绞股蓝扶助正气为佐；豆蔻化湿和胃，行气宽中为使。蛇六谷是清胰化积汤中的重要用药。临床上，胰腺癌患者大便正常者少，或便溏或便干，而蛇六谷对这两类患者都适用。蛇六谷用于胰腺癌治疗时，不必拘于何种证型，即使有虚证存在，在辨病论治基础上，但取其抗肿瘤之功，亦可收佳效。用量上，在患者初次就诊时可先使用10g来试探患者对于蛇六谷的敏感性，如果服用后并无任何不适反应，则可逐渐加量至60g。临床观察发现，随着蛇六谷剂量的增加，患者出现胰腺癌肿块减小、淋巴结肿大缩小的情况，这与蛇六谷软坚散结、行瘀消肿的功效有关。此外，蛇六谷还需先煎2小时以去除药物的毒性，服药后建议进食以保护胃黏膜。

（二）中成药应用

1. 康莱特注射液/胶囊：有益气养阴、消瘀散结之效，可用于胰腺癌化疗期间，有提高化疗敏感性，增强化疗疗效，缓解气阴两虚、脾虚湿困证，抗恶病质和止痛的作用；也可用于胰腺癌不适合或不接受手术、放疗、化疗者，有控制肿瘤，延缓疾病进展的作用。

2. 平消胶囊/片：有活血化瘀、止痛散结、清热解毒、扶正祛邪之效，可用于胰腺癌手术1~2个月后，无需辅助放、化疗者，有巩固治疗、提高免疫力、抗肿瘤复发转移的作用；也可用于胰腺癌不适合或不接受手术、放疗、化疗者，有提高免疫力、抗肿瘤的作用。

3. 慈丹胶囊：有化瘀解毒、消肿散结、益气养血之效，可用于胰腺癌手术1~2个月后，无需辅助放、化疗者，有巩固治疗、提高免疫力、抗肿瘤复发转移的作用；也可用于胰腺癌不适合或不接受手术、放疗、化疗者，有提高免疫力、抗肿瘤的作用。

（三）中药应用

1. 蛇六谷：有软坚散结、清热解毒抑癌的作用，可用于多种恶性肿瘤，如胰腺癌、胆囊癌等。常用剂量为 30g。若肿瘤发生转移，尤其是脑、骨转移时，用量可适当增加。使用时可循序渐进，初起用 10g，无不适则逐渐加量至 60g，同时需先煎 2 小时去毒性，服后建议进食保护胃黏膜。达到最大剂量一段时间后，应调整回小剂量，防止药物毒性及对胃黏膜的损害。

2. 三棱：能破血行气、消积止痛，适用于中晚期胰腺癌有腹部结块的瘀血证。常用量为每日 5~10g，可入煎剂或制成浸膏服用。

3. 莪术：有行气破血、消积止痛的功效，现代研究证明其能抑杀肿瘤细胞并增强免疫力，可应用于多种肿瘤。常用量为每日 3~12g，大量可用至 30g。

小结： 软坚散结法适用于胰腺癌的各个阶段。胰腺癌多为湿热瘀毒互结，导致癌毒与痰瘀搏结，形成癌瘤，进而导致脏腑失调、耗气伤津、机体受损。治疗时可将软坚散结法与抗癌解毒法结合，根据临床阶段和病机特点灵活用药。早期癌肿小，正气尚盛，以抗癌解毒、软坚消结为主；中期邪正交争，脾虚肝郁，除抗癌解毒、软坚消结外，加用健脾和胃、疏肝利胆、清热祛湿之药；晚期癌肿大，癌毒盛，机体虚弱，以益气养阴、健脾开胃为主，辅以抗癌解毒、软坚散结。

此外，外敷具有软坚散结功效的中药，有助于缓解癌痛并消减肿瘤。癌痛主要因局部邪实不通，外用中药经腹部皮肤和黏膜吸收，能直接作用于病灶，祛邪消胀止痛，且不伤正气，避免了患者因体虚无法耐受的问题。

第四章 以肿瘤为主要表现的疾病

第三节 恶性淋巴瘤

恶性淋巴瘤是原发于淋巴结或淋巴结外组织器官的恶性肿瘤。临床主要表现为无痛性、进行性淋巴组织增生及浅表淋巴结肿大，常伴随肝脾肿大和器官压迫症状，晚期可出现贫血、发热及恶病质。西医治疗以化疗、放疗、靶向治疗和手术为主，中医药治疗可作为辅助手段发挥协同作用。其中，软坚散结法是中医治疗的有效方法之一，与多种治法联合使用，在缩小癌肿、改善临床症状、提高生存质量以及减轻放化疗不良反应方面具有明显优势。

一　软坚散结法适用证型

1. 寒痰凝滞型：浅表淋巴结肿大，多在颈部、腋下、耳下及腹股沟处，无痛痒，质坚如石，形寒肢冷，手足不温，面色无华，兼神疲乏力，舌淡红，苔白厚，脉沉细或弦细。治宜温阳散寒，化痰软坚。

2. 虚火痰结型：颈项、耳下或腋下有多个肿核，不痛不痒，皮色不变，头晕耳鸣，或兼见口苦咽干，或有黄白痰，胸腹闷胀，大便干结，小便短赤，舌质红绛苔黄，脉弦数。治宜化痰降火，软坚散结。

3. 毒瘀互结型：身体各部皮下硬结，无痛，质硬，活动性差，伴见形体消瘦，面色暗黑，皮肤枯黄，舌质暗红、苔多厚腻乏津，脉弦涩。治宜活血化瘀，解毒散结。

4.血瘀癥积型：颈部、耳下或腋下、腹股沟处肿核，皮色紫暗，形体消瘦，腹内结块，时有腹痛腹胀，纳呆食少，恶心呕吐，午后潮热，大便干结或发黑，舌暗淡，有瘀斑或瘀点，苔黄，脉弦涩。治宜活血化瘀，消癥散结。

二　软坚散结法临床用药

（一）方剂应用

1.柴胡疏肝散（《证治准绳》）合消瘰丸（《医学心悟》）加减：由柴胡、黄芩、郁金、香附、白芍、枳壳、青皮、陈皮、玄参、土贝母、生牡蛎、半夏、山慈姑组成。具有疏肝理气、化痰散结之效，适用于恶性淋巴瘤气滞痰凝型。若头晕耳鸣，加钩藤、磁石；乏力，加黄芪、党参；大便干结，加大黄、芒硝。

2.鳖甲煎丸（《金匮要略》）加减：由炙鳖甲、赤芍、玄参、丹参、川芎、三棱、莪术、蜈蚣、土鳖虫、槟榔、白英、白花蛇舌草组成。具有活血化瘀、消癥散结之效，适用于恶性淋巴瘤血瘀癥积型。若大便发黑，加伏龙肝、仙鹤草；呕吐明显，加竹茹、半夏；腹胀，加大腹皮、枳实；皮肤瘙痒，加白鲜皮、蝉蜕。

（二）中成药应用

1.华蟾素注射液/片/胶囊/口服液：有清热解毒、消肿止痛、活血化瘀、软坚散结之效，可用于不适合或不接受手术、放疗、化疗、分子靶向治疗者，可控制肿瘤，延缓疾病进展，缓解症状。

2.艾迪注射液：有益气活血、清热解毒、消瘀散结之效，可用于恶性淋巴瘤化疗期间，增强化疗疗效，提高化疗完成率，减轻化疗引起的气虚症状；也可用于不适合或不接受手术、放疗、化疗、分子靶向治疗者，控制肿瘤，延缓疾病进展，缓解症状。

3. 内消瘰疬丸：有软坚散结之效，可用于不适合或不接受手术、放疗、化疗、分子靶向治疗者，可控制肿瘤，延缓疾病进展，缓解瘰疬痰核或肿或痛等症。

（三）中药应用

1. 蛇六谷：有化痰祛瘀、软坚散结的功效，可用于恶性肿瘤痰湿证或痰瘀交结证。蛇六谷具有一定的毒性，需嘱患者先煎、久煎，以减少不良反应。《浙江省中药炮制规范》中规定蛇六谷饮片需先煎90分钟，后合煎30分钟。

2. 玄参：有泻火解毒、凉血滋阴的功效，可用于恶性淋巴瘤中热毒壅盛、阴液受损者。内服：煎汤 10~15g。

小结：恶性淋巴瘤源于正气亏虚，致使痰浊、血瘀、癌毒等有形之邪相互交结，阻滞经络肌肤。病程中既可能郁久生热，也可能气亏生寒，常见证型虚实夹杂，多为两种或多种证素组成的复合证候。治疗时软坚散结法贯穿始终，根据证素侧重配合不同治法。因痰浊与血瘀是其主要病理因素，软坚散结常与化痰、祛瘀同用。常用化痰软坚散结药物有夏枯草、皂角刺、生牡蛎等，常用破血逐瘀软坚散结药物有鳖甲、丹参、三棱等。临床用药从小剂量开始，逐渐增量，并配合益气扶正药物，以免攻伐伤正。此外，可结合软坚散结方药的内治与外治。内服方剂对改善全身症状作用明显但见效较慢，而中药外敷能直接作用于表浅的淋巴结病灶，缩小局部病灶，更好地发挥药物治疗作用。其治疗以软坚散结、活血化瘀、消肿解毒为要旨。

第四节 肺癌

肺癌属中医"肺积""痞癖"范畴，因正气虚损、阴阳失调，邪毒乘虚入肺，导致肺部功能失调、升降失司、气滞血瘀，津聚为痰，最终形成肺部积块。现代影像学检查（如 X 线、CT、MR 等）可明确肺内结节。治疗以中西医结合为原则，依据病理分型和临床分期进行。中医治疗以补虚泻实、扶正祛邪为主，其中软坚散结法是常用治法，可延缓或截断肺癌病程进展。

一　软坚散结法适用证型

1. 痰湿蕴肺型：咳嗽，痰多而白黏，胸痛而闷，气急，有胸水，纳呆便溏，神疲乏力，舌暗淡，苔白腻或黄厚腻，脉弦滑或滑数。多因原有呼吸道疾患，脾虚痰湿、痰热犯肺而致。治宜健脾化痰，清肺散结。

2. 气滞血瘀型：咳嗽不畅，或有血痰，胸闷气急，胸胁胀痛或剧痛，痛有定处，或颈部及胸部青筋显露，大便干结，唇甲紫暗，舌质暗红或青紫，有瘀斑或瘀点，苔薄黄，脉细弦或涩。常见于肺癌晚期伴有上腔静脉压迫综合征或骨转移者。治宜理气化瘀，软坚散结。

3. 阴虚内热型：咳嗽无痰，或痰少，或泡沫黏痰，或痰中带血，口干，气急，胸痛，低热，盗汗，心烦失眠，舌质红或暗红，少苔或光剥无苔，脉细数。治宜养阴清肺，软坚解毒。

4.痰瘀毒结型：咳嗽，无痰或少痰，或痰中带血，胸闷气急，胸痛心烦寐差，神疲乏力，口干咽燥，食欲不振，大便干结，舌质红，舌苔薄黄，或花剥，或光绛无苔，脉细数。中医辨证为邪毒痰瘀互结者。治疗原则当以清热解毒、化痰散结、理气活血、祛瘀软坚为主。

二　软坚散结法临床用药

（一）方剂应用

1.复元活血汤（《医学发明》）加减：桃仁9g，王不留行15g，丹参12g，三棱9g，莪术9g，蜂房9g，预知子15g，川郁金9g，全瓜蒌30g，生鳖甲（先煎）15g，夏枯草15g，海藻12g，昆布12g，猫爪草15g，石见穿30g，白花蛇舌草30g，山慈姑15g，生牡蛎（先煎）30g。

功效：理气化瘀，软坚散结。适用于气滞血瘀型肺癌。若痰中带血，去桃仁、丹参、王不留行，加仙鹤草30g、生地榆30g、茜草根30g、参三七6g；头面部肿，加生黄芪15g、防己15g、车前子（包煎）30g、桂枝6g、茯苓30g；疼痛甚，加延胡索30g、没药9g、乳香9g，蟾乌巴布膏贴于痛处或内服新癀片4片，每日3次。

2.养阴清肺消积汤（《肿瘤方剂大辞典》）加减：南沙参30g，北沙参30g，天冬15g，麦冬15g，百合9g，杏仁9g，鱼腥草30g，百部12g，全瓜蒌30g，生薏苡仁30g，冬瓜子30g，预知子15g，石见穿30g，石上柏30g，白花蛇舌草30g，苦参12g，干蟾皮9g，夏枯草12g，生牡蛎（先煎）30g。

功效：养阴清肺，软坚解毒。适用于阴虚内热型肺癌。若见血痰，加仙鹤草30g、生地榆30g、白茅根30g；低热，加银柴胡30g、地骨皮30g；不寐，加酸枣仁12g、合欢皮30g、首乌藤30g；盗汗，加糯稻根30g、浮小麦30g。

（二）中成药应用

1. 乌三颗粒：有益气养阴、软坚散结之效，可用于治疗气阴两虚并有痰瘀实证的肺癌。乌三颗粒和化疗联合使用，有改善咳嗽、胸胁胀痛、咳血等临床症状的作用，提高患者的生活质量，增强患者对化疗的耐受性，减轻化疗引发的消化道反应和骨髓抑制等不良反应。

2. 平消胶囊 / 片：有活血化瘀、止痛散结、清热解毒、扶正祛邪之效，可用于肺癌手术1~2个月后，无需辅助放、化疗者，有防治肿瘤术后复发或转移，缓解咳嗽、胸痛等症状的作用；也可以用于肺癌放疗期间，有增强放疗疗效，减轻放疗引起的咳嗽、胸痛等症状的作用；还可用于不适合或不接受手术、放疗、化疗、靶向治疗者，有控制肿瘤、延缓疾病进展的作用。

（三）中药应用

1. 生牡蛎：有化痰软坚散结之效。与浙贝母配伍，可用于肺癌治疗的各个阶段；与夏枯草搭配，一辛一咸，化痰软坚之力倍增，可用于治疗肺癌伴有淋巴结转移或两肺转移性小结节等，常用量为夏枯草12g、生牡蛎30g。

2. 蛇六谷：有清热解毒、行瘀消瘤、软坚散结之效，可用于治疗痰毒内结型肺癌。针对肺鳞癌，可用蛇六谷配伍紫草根、山豆根、海藻、重楼等；

针对小细胞肺癌易复发转移的特点，可重用蛇六谷，用量可至45g，并配伍石见穿、石上柏、重楼、蜂房、干蟾皮等清热解毒、化痰散结药。

蛇六谷配伍山慈姑，具有较佳的化痰软坚功效，可用于治疗肺癌、乳腺癌、恶性淋巴瘤等多种恶性肿瘤及转移性淋巴结肿大等，常用量为蛇六谷30g、山慈姑15~30g。

小结： 肺癌源于正气虚损，导致气滞、血瘀、痰凝、邪毒等病理因素相互交织，形成了虚实夹杂的病理过程，且这一过程贯穿疾病始终。软坚散结法应根据肺癌的分期和病理特点，结合化痰、祛瘀、理气、解毒、养阴、益气等方法综合运用。痰湿凝结是肺癌发病的首要因素，而肺癌积块为其重要征象，因此需重视兼具化痰消癌与软坚散结功效的中药，如生天南星、蜂房、山慈姑、泽漆、猫爪草、生半夏等，以软化和消削肺内肿块，恢复肺气宣肃功能。肺癌的发生与正气亏虚密切相关，癌肿一旦形成，会进一步耗伤精血，使正气更虚、癌毒更盛。西医治疗手段如放疗、化疗、分子靶向药物等也会伤阴耗气，因此在应用软坚散结法时，需同时益气养阴、扶正固本。

第五节 甲状腺癌

甲状腺癌临床主要表现为颈中两侧结块，坚硬不平，不能随吞咽移动。查体可见甲状腺肿大或结节，肿瘤增大时可能压迫气管、食管，导致呼吸和吞咽困难，侵犯喉返神经时，可引起声音嘶哑。手术是首选治疗方法，术后需接受甲状腺素内分泌治疗。中医药作为辅助手段，与手术、化疗、放疗结合，可增强疗效。软坚散结法在甲状腺癌治疗中应用广泛，能改善症状、降低复发和转移风险、提高生存质量，并且抑制肿瘤细胞生长和增强免疫功能。

一　软坚散结法适用证型

1. 气郁痰凝型：颈前喉结两旁结块肿大，质软不痛，颈部觉胀，胸闷，喜太息，或兼胸胁窜痛，病情随情志波动，舌质淡红，苔薄白，脉弦。治宜理气化痰，软坚散结。

2. 血瘀寒凝型：颈前瘿病，质硬如石，难以推移，或见颌下瘰疬，咽喉梗死，吞咽不畅，甚则声音嘶哑，形瘦清癯，面暗不泽，苔薄或少，舌色紫暗，可见瘀斑，舌下青筋暴露，脉沉细涩。治宜活血散寒，软坚散结。

3. 瘀毒内结型：颈部肿块质硬，甚者红肿疼痛，不随吞咽上下移动，舌质红，苔厚腻，脉滑或濡。治宜化瘀解毒，软坚散结。

4. 肝火旺盛型：颈前喉结两旁轻度或中度肿大突出，肢体颤抖，面部烘热，口苦咽干，烦热，容易出汗，性情急躁易怒，眼球突出，消谷善饥，或失眠，或头目晕眩，大便秘结，舌质红，苔薄黄，脉弦数。治宜清肝泻火，消瘿散结。

5.阴虚内热型：颈前瘿肿，扪之质硬，心悸烦躁，面部烘热，咽干口苦，手颤失眠，大便干结，舌苔薄黄或苔少舌红，脉弦细数。治宜滋阴清热，软坚散结。

二　软坚散结法临床用药

（一）方剂应用

1.瘀毒方（蔡小平经验方）：山萸肉 15g，生地黄 20g，山药 30g，麦冬 15g，白芍 20g，牡丹皮 15g，海藻 15g，昆布 15g，甘草片 6g。具有化瘀解毒、软坚散结之效，适用于甲状腺癌瘀毒内结型。症见颈部肿块质硬，可能红肿疼痛，不随吞咽移动，舌质红，苔厚腻，脉滑或濡。

2.四海舒郁丸（《疡医大全》）加减：昆布 15g，海藻 15g，浙贝母 10g，海螵蛸 10g，海蛤壳 10g，郁金 10g，青木香 10g，青皮 10g，陈皮 6g。具有理气舒郁、化痰散结之效，适用于甲状腺癌气郁痰凝型。肝气不舒伴胸闷、胁痛，加柴胡 8g、枳壳 10g、香附 10g、延胡索 6g、川楝子 8g；咽部不适、声音嘶哑，加桔梗 6g、牛蒡子 8g、木蝴蝶 6g、射干 8g。

（二）中成药应用

1.小金丸、西黄丸：两者散结、化包块作用显著，适用于甲状腺癌，表现为甲状腺肿大或结节，或伴颈部淋巴结转移。可根据寒热辨证选用：寒证者用小金丸，热证者用西黄丸。这两种中成药对胃均有一定刺激，需告知患者饭后服用。

2. 鸦胆子油乳剂：鸦胆子具有清热解毒、腐蚀赘疣、软坚散结、止痢截疟的功效，适用于甲状腺癌伴发肺癌者。用法为鸦胆子油乳剂 50ml 加入生理盐水 500ml，静脉滴注，每日 1 次，10 天为 1 个疗程，3 周后可重复治疗。有学者报道，1 例右侧甲状腺癌术后左侧复发伴双肺多发转移患者，采用鸦胆子油乳剂静滴配合西医常规治疗 3 个疗程后，患者咳嗽、咯血、胸闷、气急等症状获得明显改善，左侧颈部结块缩小，生活质量提高，生存期延长至 1 年以上。

（三）中药应用

1. 玄参、牡蛎：玄参以解毒为主，牡蛎以散结为要，二者配合可滋阴凉血、泻火解毒、软坚散结，适用于火郁痰结所致的痰核、瘰疬、瘿瘤等。临床用于甲状腺癌时，常用玄参 12g、牡蛎 15~30g，常与浙贝母、夏枯草配伍使用，效果更佳。

2. 瓦楞子、海浮石：二药相伍，软坚化石、散瘀之力增强，适用于顽痰及瘰疬、瘿瘤、痞块。常用量为瓦楞子 15g、海浮石 15g，打碎同煎。

小结：甲状腺癌的治疗需采用中西医结合的方式，发挥各自优势。手术切除是首选，无法手术者采用放、化疗等治疗手段。不同阶段均可联合中医治疗，因甲状腺癌体征主要表现为甲状腺肿大或结节，结节形状不规则，与周围组织粘连固定，质地硬，故软坚散结法应贯穿整个治疗过程。

第六节 乳腺癌

乳腺癌的特点为乳房肿块坚硬、不规则、边界不清，可伴乳头溢血，晚期易溃烂呈菜花状。肿块快速增长会引发压迫、疼痛、溢液及转移等继发问题。治疗上综合中西医方法，中医药对晚期或术后患者有良好的调治效果。软坚散结法在乳腺癌治疗中应用广泛，能缩小肿瘤、减轻症状，与放、化疗协同使用可增效减毒，提升患者生活质量、延长生存期，且在抑制肿瘤复发转移、减轻术后并发症方面有独特优势。

一 软坚散结法适用证型

1.气滞血瘀型：多由肝郁气滞发展而来，症见乳房刺痛、皮色青紫、脉络显露、胸闷不舒、舌有瘀斑、脉涩。治宜活血软坚，行气散结。

2.肝郁气滞型：多见于乳腺癌初期，症见乳房肿块、两胁胀痛、胸闷不适、心烦易怒、口苦咽干、舌质红少苔、脉弦。治宜疏肝解郁，软坚散结。

3.瘀毒内阻型：为乳腺癌中期常见证型，症见乳房红肿溃烂、疼痛剧烈、渗液流脓、性情急躁易怒、胁肋攻窜刺痛、舌质暗红苔黄、脉弦数。治宜清热解毒，化瘀散结。

二　软坚散结法临床用药

（一）方剂应用

1.知柏地黄丸（《医方考》）加减：熟地黄 24g，山茱萸 12g，知母 12g，怀山药 30g，鳖甲 12g，土贝母 10g，白花蛇舌草 30g，山慈姑 15g，蛇六谷 15g，莪术 6g，蜂房 6g，牛膝 10g。具有调理冲任、滋阴软坚之效，适用于乳腺癌冲任失调型。

方义：方中熟地黄、山茱萸、牛膝滋补肝肾，为君药；山慈姑、鳖甲、土贝母、蛇六谷软坚散结，为臣药；白花蛇舌草、知母清热解毒，为佐药；莪术、蜂房活血散结，为使药。诸药合用，共奏调理冲任、滋阴软坚之功效。

2.潘博经验方：西洋参 6g，白术 10g，茯苓 10g，陈皮 10g，黄芪 30g，灵芝 10g，香附 10g，柴胡 10g，白芍 10g，白花蛇舌草 50g，半枝莲 50g，石见穿 50g，莪术 9g，生牡蛎 30g，紫花地丁 15g，全蝎 3g，甘草 5g。本方具有疏肝补肾、健脾益气、化瘀解毒、软坚散结之效，可用于由肝脾肾亏虚、瘀毒互结阻滞乳络所致的乳腺癌。淋巴结转移者，多加用猫爪草、山慈姑等，并配合内消瘰疬丸以软坚散结。

方义：方中西洋参、白术、茯苓、黄芪健脾益气、调补后天之本，共为君药；石见穿、半枝莲、白花蛇舌草及紫花地丁清热解毒；莪术、全蝎、生牡蛎祛瘀生新、攻毒软坚散结，共为臣药；佐以灵芝培补肾精，调补先天之本；香附、柴胡、白芍疏肝柔肝解郁；陈皮调节全身气机；甘草调和诸药。此方多药合用，配伍精妙，"肝脾肾"同治，扶正解毒抗癌，共奏疏肝补肾、健脾益气、化瘀解毒、软坚散结之功效。

第四章　以肿瘤为主要表现的疾病

（二）中成药应用

1.乳癖散结颗粒：有软坚散结、活血化瘀、清热解毒、消炎止痛之效，可用于乳腺癌术后化疗患者，可调节免疫，减少不良反应，提高生活质量。

2.艾迪注射液：有清热解毒、消瘀散结之效，可用于不适合或不接受手术、放疗、化疗、内分泌治疗、靶向治疗者，可控制肿瘤，延缓疾病进展，缓解症状。

3.康莱特注射液：有益气养阴、消瘀散结之效，可用于乳腺癌放疗或化疗期间，可提高放、化疗敏感性，增强放、化疗疗效，缓解气阴两虚、脾虚湿困证，并有抗恶病质和止痛作用；也可用于不适合或不接受手术、放疗、化疗、内分泌治疗、靶向治疗者，可控制肿瘤，延缓疾病进展，缓解症状。

（三）中药应用

1.蛇六谷：有化痰祛瘀、软坚散结的功效，可用于各种恶性肿瘤属痰湿证者。治疗原发性乳腺癌并无远处转移者，可用蛇六谷30g；如有远处转移，可用至60g，有缩小肿瘤病灶，控制其远处转移的作用。使用时要考虑蛇六谷败胃之害，适当配伍健脾护胃中药，制约蛇六谷的毒性。

2.虎眼万年青：有清热解毒、消坚散结之效。虎眼万年青水煎服与灵芝孢子粉吞服组合有补虚解毒的作用，配合复方治疗乳腺癌术后患者，可防止复发与转移。

小结： 乳腺癌因怒忧思致气机郁滞，血瘀痰结于乳络，久蕴成毒。乳腺肿块为其首发症状，软坚散结法可消散癌肿。鉴于气滞、血瘀、痰浊、毒邪是其重要的病理因素，应重视将软坚散结法与理气通络、祛瘀化痰、抗癌解毒等法的配伍，并依病程阶段特点有所侧重。

第七节 食管癌

食管癌是源于食管上皮的癌症，主要症状表现为进行性吞咽困难、咽食梗阻、疼痛以及进行性消瘦，通过影像学检查，可见食管黏膜皱襞出现迁曲、紊乱、中断的情况，食管壁僵硬，腔内肿块、龛影、充盈缺损、管腔狭窄、钡剂通过缓慢等表现。治疗上遵循综合治疗原则，中西医并重。食管癌属于中医"噎膈"范畴，其发生发展的根本原因为脏腑亏虚，长期机体紊乱导致饮食不化、气血不生、正气失充，进而气血津液代谢失调，痰浊、瘀血内生，日久形成肿块恶肉，并化热生毒，耗液伤津。主要病理因素包括正虚、气滞、血瘀、痰浊以及癌毒。中医治疗以补虚固本为主，结合降气化痰、活血化瘀、行气泄热、滋阴生津等方法，辅以软坚散结法可增强疗效，在改善症状、提高生存质量、延长生存期以及与放疗化疗协同增效、减轻不良反应等方面具有积极作用。

一 软坚散结法适用证型

1. 痰气交阻型：食管癌初期，患者食入不畅、吞咽不顺，常伴嗳气、胸膈痞闷、隐痛，口干，舌淡质红、苔薄白，脉细弦。治宜祛瘀散结，化痰解毒。

2. 痰瘀互结型：吞咽困难，胸背疼痛，甚至饮水难下，食后即吐，吐出物如豆汁，大便燥结，小便黄赤，形体消瘦，肌肤甲错，舌质暗红、少津或有瘀斑瘀点，黄白苔，脉细涩或细滑。治宜开郁降气，化痰散结。

3. 气滞血瘀型：胸膈疼痛，进食梗阻，食不得下而复吐出，甚至水饮难下，吐出物如豆汁，形体消瘦，面色晦滞，大便坚如羊屎，舌红少津苔薄黄，脉细涩。治宜理气活血，祛瘀散结。

4. 气虚阳微型：多见于晚期食管癌患者，饮食不下，泛吐清水或泡沫，形体消瘦，乏力气短，面色苍白，形寒肢冷，面足浮肿，舌质淡，脉虚细无力。治宜益气养血，温阳开结。

二　软坚散结法临床用药

（一）方剂应用

1. 旋石汤（贾堃经验方）：旋覆花 12g，山豆根、蜂房、全蝎各 10g，清半夏、柴胡、郁金、川楝子各 15g，瓦楞子、代赭石各 30g，白芍、茯苓各 20g，料姜石 60g。本方具有降逆镇冲、化痰理气、疏肝解郁、软坚散结、和胃健脾、清热解毒、散瘀止痛、利水消肿之效，可用于气血瘀滞、痰湿热毒互相胶结所致的食管癌。每日 1 剂，水煎后服用。

方义：方中白芍、柴胡、郁金疏肝解郁；旋覆花、代赭石、清半夏、料姜石降逆镇冲，和胃健脾；瓦楞子软坚散结；山豆根、蜂房、全蝎清热解毒，消肿祛瘀；川楝子理气止痛；茯苓利水理脾。

2. 参芪天蟾汤（陈南扬经验方）：党参 30g，黄芪 30g，天龙 5g，蟾皮 5g，红枣 5g，炙甘草 5g。具有健脾补气、软坚散结、化瘀抗癌的功效，适用于已经或未经手术/放射治疗的食管癌患者。用法为每日1剂，水煎后服用，3个月为1个疗程，1年中建议服用3个疗程左右。临床应用中，参芪天蟾汤治疗中晚期食管癌1年，可有效改善吞咽困难等自觉症状，延缓肿瘤进展，总有效率高达95.7%。

方义：中晚期食管癌患者通常表现为肿瘤未消但正气已虚。方中党参、黄芪能够健脾补气，扶正固本；天龙性味咸寒且有小毒，可用于软坚散结、破除肿块；蟾皮具有解毒消肿、辟除秽浊的作用。天龙与蟾皮一上一下，寒温并用，两毒相配，相须为用，相得益彰，通过以毒攻毒的方式，达到化痰软坚、辟秽消肿的效果，从而有效攻击肿瘤。红枣和炙甘草则起到养血和中、调和诸药的作用。此方六药相互配合，不仅有助于消散肿瘤，降低其扩大或转移的风险，还能提高机体的免疫力。

（二）中成药应用

1. 消癌平软胶囊/颗粒/片/滴丸/丸：有清热解毒、化痰软坚之效，可用于食管癌手术1~2个月后，无需辅助放、化疗者，可预防肿瘤术后复发或转移，减轻相关症状；也可用于食管癌放疗期间，可增强放疗疗效，减轻放疗引起的咳嗽、气喘等症。

2. 艾迪注射液：有清热解毒、消瘀散结功效，可用于食管癌手术前，可阻断食管鳞状细胞癌淋巴结微转移；也可用于食管癌放疗期间，可增强放疗疗效，改善患者生存质量。

3. 安替可胶囊：有软坚散结、解毒定痛、养血活血之效，可用于食管癌手术1~2个月后，无需辅助放、化疗者，可预防肿瘤术后复发或转移，减轻症状。

（三）中药应用

1.石上柏、石见穿：石上柏可清热解毒、抗癌、止血，石见穿可活血化瘀、清热利湿、散结消肿。两药均为清热解毒药，且兼具软坚散结功效，广泛用于上消化道、肺、肝肿瘤的治疗。

2.炙僵蚕、制南星：炙僵蚕败毒抗癌，祛风解痉，化痰散结消肿；制南星辛开苦泄、温燥化痰，既除经络风痰，又除脾胃湿痰，长于息风止痉，适用于风痰诸证及顽痰咳喘。于食管癌术后合用两药可增强解毒抗癌、软坚散结的作用。

3.威灵仙、急性子：威灵仙味咸，能软坚而消骨鲠，且能消痰逐饮，可使咽及食管平滑肌松弛，增强蠕动，对于进食有梗阻感者常有较好疗效；急性子微苦辛温，有小毒，归肺、肝经，可破血软坚消积，用于噎膈。两药合用于食管癌可缓解进食哽噎的症状，用量为急性子 15g、威灵仙 10g。

小结： 食管癌病机为本虚标实，标实表现为气郁、痰阻、瘀血内结，三者常兼杂；本虚则有津亏、血耗、阴损、脾肾俱败之分。软坚散结法需依据病情，配合理气化痰、活血祛瘀、滋阴养血、益气温阳、补脾益肾等法，有所侧重。食管属胃，用药当顾护胃气。手术虽可切除肿瘤，但痰瘀胶结未祛，患者易出现呃逆、嗳气、进食困难等症状。因此，应病症结合，选用兼具软坚散结及其他功效的中药。呃逆、嗳气，加旋覆花；进食梗阻，加威灵仙、急性子；反酸，加瓦楞子；淋巴结肿大、肺结节，加夏枯草、浙贝母、海藻等。

家庭实用中医散结方

第五章

以纤维化为主要表现的疾病

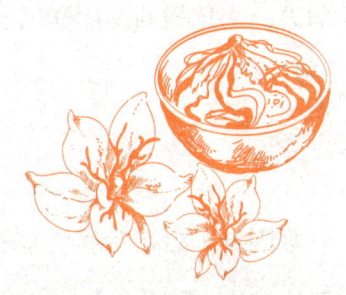

第一节 肺纤维化

肺纤维化与血管异常增生密切相关，可导致组织反复修复并形成纤维化"瘢痕"，HRCT 检查可见双肺多发小结节。有学者提出"肺络癥瘕"学说，认为肺纤维化过程中的炎症细胞浸润、纤维蛋白渗出、胶原蛋白沉积、血管增生及细胞外基质积聚等，均属中医痰浊、血瘀等病理产物，是从痰聚到癥积的演变过程。中医治疗以软坚散结法为主，能改善患者的临床症状，提高生活质量，增强活动耐力，为该病的治疗提供了新思路和新途径。

一　软坚散结法适用证型

痰瘀痹阻型：喘促、呼吸困难，活动后症状加重，伴有胸中窒闷疼痛、咳嗽、咳痰、口唇发绀以及杵状指等症状。治宜化痰祛瘀，软坚散结。

二　软坚散结法临床用药

（一）方剂应用

肺纤通方（中国中医科学院西苑医院肺病科方）：旋覆花 15g，红景天 30g，威灵仙 15g，海浮石 20g，三棱 10g，莪术 10g，生黄芪 30g，生地黄 20g，甘草 10g。具有软坚散瘀、益气养阴之效，适用于特发性肺纤维化，证属宗气亏虚、痰瘀痹阻型。每日1剂，水煎服。与吸氧治疗联合使用可改善气短气急、咳嗽等症状，提高生活质量与活动耐力，疗效优于N-乙酰半胱氨酸联合吸氧。

方义：本病由肺痹到肺痿演变，宗气亏虚是发病关键，痰瘀痹阻贯穿始终。方中旋覆花为君药，下气消痰、软坚行水；生黄芪大补宗气；生地黄滋阴养营；海浮石化痰散结；威灵仙通行经脉；红景天补肾润肺；三棱、莪术破血行瘀；甘草止咳化痰并调和诸药。全方攻补兼施，共奏软坚散瘀、益气养阴之功。

（二）中药应用

1. 苏木：有活血祛瘀、软化顽痰之效，可用于痰瘀互结证者，常用量为10g左右。

2. 旋覆花：有下气消痰、软坚行水、活血通络之效，可用于治疗胸中痰结、肺部咳喘。

3. 鳖甲：有养阴清热、软坚散结、退热除蒸之效，可用于肺纤维化，属肺肾阴虚者。药理研究显示，鳖甲具有免疫调节和抗纤维化等药理活性。醋炙用可加强消散功用，用量多在10~15g，大剂量可用至30g。

小结： 肺纤维化病因病机复杂，痰瘀胶结、痹阻肺络贯穿病变始终，是导致疾病缠绵、病机多变的重要因素。软坚散结法可消散痰瘀胶结形成的增生物，其应用贯穿治疗全过程，尤其在肺损伤期和肺间质纤维化期。应用时需灵活变化，根据病情不同阶段选用软坚豁痰药（如寒水石、天竺黄等）或软坚活血药（如莪术、苏木等），并合理配伍清热解毒、行气通络等法。

第二节 肝纤维化

肝纤维化是慢性肝病的一种病理特征，同时处于肝硬化前期。其病理表现为细胞外基质过度沉积，导致肝脏结构异常和功能受损。中医治疗结合辨证论治，配合软坚散结法，能有效改善症状、肝功能及肝纤维化指标。

一 软坚散结法适用证型

1.气滞血瘀型：胸胁胀闷，走窜疼痛，急躁易怒。胁下痞块，刺痛拒按。女性患者可见月经闭止或痛经，经色紫暗有块，舌质紫暗或见瘀斑，脉涩。治宜理气活血，软坚散结。

2.痰瘀互结型：面色晦暗，体态肥胖，纳呆口渴，呕恶痰涎。右胁下肿块，刺痛或钝痛，推之不移。舌体胖大，边有齿痕或舌质暗有瘀斑，脉弦滑或弦涩。治宜理气化痰，化瘀软坚。

二 软坚散结法临床用药

（一）方剂应用

昆藻调脂胶囊（广东省中山市中医院院内制剂）：由昆布、海藻、丹参、柴胡、何首乌、五味子、泽泻、山楂组成。具有化痰利湿、软坚散结、理气活血之效，适用于慢性乙型肝炎肝纤维化气滞痰凝血瘀型。用法为每次

0.6g，每日3次。联合恩替卡韦治疗，可改善肝纤维化指标［层粘连蛋白（LN）、透明质酸（HA）、Ⅳ型胶原（Ⅳ-C）、Ⅲ型前胶原（PCⅢ）］，疗效优于单用恩替卡韦。

方义：海藻、昆布清热化痰、软坚散结、利水，治痰凝气滞血瘀之标，阻断乙肝肝纤维化、肝硬化发展；丹参抗氧化，抑制肝星状细胞增殖及活动，激活胶原酶，促进胶原蛋白降解，阻断细胞外基质导致的胶原积聚，使胶原和层黏蛋白下降，改善肝纤维化程度；柴胡显著抑制细胞Ⅰ型胶原蛋白生成及mRNA表达，促进正常及急性损伤肝细胞的DNA合成及白蛋白生成量，降低慢性肝细胞异常增多的谷丙转氨酶（ALT）、谷草转氨酶（AST）活性，促进损伤肝细胞功能向正常化。

（二）中成药应用

1. 鳖甲煎丸：有活血化瘀、软坚散结之功效。适用范围是肝炎后肝纤维化、非酒精性脂肪性肝病肝纤维化等属气滞血瘀者。口服，每日3次，每次3g。与核苷（酸）类药物（如恩替卡韦等）联合治疗肝炎后肝纤维化，可显著提升临床总有效率，包括改善肝功能指标（ALT、AST、TBil、ALB），降低肝纤维化指标（HA、PCⅢ、LN、Ⅳ-C），以及改善临床症状和体征；与常规护肝用药联合治疗血吸虫病肝纤维化12周，能够改善肝功能和肝纤维化指标，总有效率高达92.5%；与保肝用药联合治疗老年原发性肝癌TACE后纤维化3个月，可以改善肝纤维化指标和肝脏弹性。

2. 安络化纤丸：有健脾养肝、凉血活血、软坚散结之功效。适用范围是慢性乙型肝炎肝纤维化、血吸虫病肝纤维化、肝动脉化疗栓塞术（TACE）后纤维化等，属肝脾两虚、瘀热互结证候者。与恩替卡韦联合治疗慢性乙型肝炎肝纤维化 12 个月，能够改善肝功能和肝纤维化指标，降低肝脏硬度，并改善肝脏 B 超表现（如门静脉内径、脾静脉内径、脾脏厚度等）；与扶正中药和常规护肝用药联合治疗血吸虫病肝纤维化 6 个月，可以改善肝功能和肝纤维化指标，缓解临床症状；用于治疗中晚期原发性肝癌 TACE 术后肝纤维化 3 个月，在近期疗效及 6 个月、1 年、2 年、3 年生存率方面，与西医护肝治疗效果相当。

（三）中药应用

1. 鳖甲：有软坚散结之效，又有入络之功，可软化脾脏。与丹参、牡蛎配伍，有活血化瘀、软坚散结之效，可用于治疗酒精性肝纤维化，有缩小脾脏、消除胁肋不适，改善肝功能的作用。与海藻、牡蛎配伍，可磨化久瘀老痰，对血积顽痰深痼尤为适用。

2. 海蛤壳：可治痰饮胶结不化者，适用于肝纤维化痰结甚者。

小结： 肝纤维化多因湿热疫毒留滞肝脏，致气机阻滞，久而久之血行不畅，津液凝聚成痰，最终痰热瘀血相互交织，形成难以消散的病灶，阻塞肝络，导致痞块形成。其治疗以活血化瘀、软坚消痰为基本原则。常用药物包括三棱、莪术、鳖甲、水蛭等。用药剂量需根据患者具体情况而定，通常从小剂量起始，再依据病情逐步调整。因此，在治疗过程中应根据疾病的不同阶段制订相应方案，同时联合多种治疗方法以达到最佳疗效。

第六章

以硬化为主要表现的疾病

第一节 肝硬化

肝硬化在临床上分为代偿期和失代偿期。前者症状较轻，常见症状有乏力、食欲减退、腹胀等；后者症状显著，主要表现为肝功能减退、脾大、腹水等。在中医理论中，肝硬化属于"胁痛""癥积""臌胀"范畴。采用软坚散结法并结合具体辨证用药，在缓解乏力、腹胀、纳差、腹水、肝肿大等临床症状，改善肝功能及肝纤维化指标方面，可取得良好疗效。

一 软坚散结法适用证型

1.瘀血阻络型：胁痛如刺，痛处不移，腹大坚满，按之不陷而硬，腹壁青筋暴露，胁下积块，舌质紫暗，或有瘀斑、瘀点，唇色紫褐，面色黧黑或晦暗，头、项、胸腹见红点赤缕，大便色黑，脉细涩或弦，舌下静脉怒张。治宜活血行气，化瘀软坚。

2.湿热蕴结型：目肤黄染，色鲜明，恶心或呕吐，口干或口臭，舌苔黄腻，脘闷，纳呆，腹胀，小便黄赤，大便秘结或黏滞不畅，胁肋灼痛，脉弦滑或滑数。治宜清热利湿，活血软坚。

二　软坚散结法临床用药

（一）方剂应用

1.膈下逐瘀汤（《医林改错》）加减：由当归、川芎、赤芍、桃仁、红花、丹参、乌药、延胡索、牡蛎、郁金、炒五灵脂、枳壳组成。具有活血行气、化瘀软坚之效，适用于瘀血阻络型肝硬化。若腹水明显，加葶苈子、瞿麦、槟榔、大腹皮；气虚，加白术、人参、黄芪；阴虚，加鳖甲（研末冲服）、石斛、沙参等；湿热，加茵陈、白茅根等。

2.鳖甲煎丸（《金匮要略》）化裁：炙鳖甲（先煎）20g，炙龟甲（先煎）20g，大黄15g，芒硝6g，桃仁10g，土鳖虫6g，蜂房12g，牡丹皮15g，柴胡15g，黄芩12g，赤芍12g，瞿麦15g，石韦30g，葶苈子15g，厚朴15g，法半夏12g，茵陈30g，白花蛇舌草30g，半枝莲30g，郁金30g，白术15g，砂仁（后下）9g。具有清热解毒、祛湿退黄、活血化瘀、散结消胀之效，适用于肝硬化，证属肝胆湿热、血瘀水停者。若腹泻明显，去芒硝，减少大黄用量；有出血倾向，去桃仁、土鳖虫；合并腹膜炎腹痛，重用金银花、连翘。每日1剂，水煎，分两次服。加减鳖甲煎联合西医常规用药治疗肝硬化失代偿期3个月，可改善肝功能（AST、ALT、TBiL）、肝纤维化指标（HA、LN、PCⅢ、Ⅳ-C），疗效优于单纯西医治疗。

方义：鳖甲煎丸原方为医圣张仲景所创，具有寒热并用、攻补兼施、行气化瘀、软坚消积之功，原用于治疟病日久而成的"疟母""癥瘕"病症。目前有研究表明，鳖甲煎丸有抗肝纤维化的作用。临床上，为便于随证加减药物，将其从丸剂改为汤剂，同时考虑到失代偿期肝硬化患者以肝胆湿热、气滞血瘀、水液停滞为主要病理特点，方中保留鳖甲，加龟甲为君药，以加强软坚散结之功，入肝络而搜邪，又能咸寒滋阴；去除原方中的蜣螂、鼠妇、土鳖虫、紫葳、乌扇（即射干）等，改用土鳖虫、桃仁、赤芍、牡丹皮、蜂房以破血逐瘀，助君药以加强软坚散结的作用；大黄、芒硝、厚朴以疏畅气机，破坚散结，攻积祛瘀；瞿麦、石韦，利水祛湿；半夏、葶苈子以祛痰散结逐水；重用郁金30g，与柴胡、黄芩以加强清热疏肝利胆之功效。考虑到肝硬化失代偿期患者以实证为主，以及南方地理气候因素，加茵陈、白花蛇舌草、半枝莲等，以清热解毒、利湿退黄；去干姜、桂枝、人参、阿胶以防温阳动血，滋补壅滞，佐以白术、砂仁以健脾护胃，防苦寒伤正。全方集清、下、消、补四法于一体，共奏清热解毒、祛湿退黄、活血化瘀、散结消胀之功。

（二）中成药应用

1. 鳖甲煎丸：养血活血、软坚消癥，用于乙型肝炎肝硬化。每次3g，每日3次。与恩替卡韦联合治疗24周，能够改善肝纤维化指标、谷草转氨酶/血小板比率指数（APRI），降低肝脏硬度值，优于单用恩替卡韦。

2. 复方鳖甲软肝片：散瘀通络等，用于乙型肝炎肝硬化。每次4片，每日3次。与恩替卡韦联合治疗12个月，可改善肝功能指标、HBV-DNA定量及肝纤维化指标，疗效胜过单用恩替卡韦。

3. 肝复乐胶囊：健脾理气等，用于乙型肝炎肝硬化、原发性胆汁性肝硬化。与恩替卡韦联合治疗1年，可降低AFP水平，改善肝功能；与熊去氧胆酸联合治疗24周，能缓解乏力等症状，提高疗效。

（三）中药应用

1. 鳖甲：以阴补阴，且能软坚散结、消痞通滞、滋阴潜阳，为血肉有形之品，对鼓胀日久之人效果尤佳。可用于治疗肝硬化腹水、肝硬化、肝纤维化、慢性肝炎。醋制可增强阴药入肝消积之用。常与生牡蛎合用。

2. 海藻、甘草：有化痰软坚之效，取其相反相激之用，可消有形之邪。

3. 黑蚂蚁：味咸，性平，有毒。蚂蚁有"力量之王"之称，为补虚之常用药，用于肝硬化的治疗，能活血软坚，并能保护肝脏。血虚无瘀者及孕妇慎用，长期使用需定期检查肝肾功能。

小结： 肝硬化病因复杂，其病机主要为湿热疫毒隐伏、正气虚弱，外在表现为血瘀或癥积成痞。对已形成的胁下痞块，软坚散结法可促其软缩，可配合疏肝理气、清利湿热、活血化瘀之法使用。用药需兼顾各证，主次分明，因证施治，灵活应用，攻邪适度。肝硬化本虚标实、虚实夹杂，用药时要调治肝、脾、肾功能，滋补气血阴阳，实现正复邪去病安。

第二节 硬皮病

硬皮病是一种以皮肤增厚硬化为特征的异质性疾病。根据有无内脏受累情况，可分为局限性硬皮病和系统性硬化症。西医治疗主要采用免疫抑制、抗纤维化及对症支持疗法，但缺乏特效药物。在中医学中，本病属于"皮痹""肌痹"范畴，病因病机为先天不足，阳气亏虚，风寒湿邪入侵，痹阻经络，气血不畅，肌肤失养。随病情发展，外邪不解，邪气渐入里，导致脏腑功能紊乱，痰瘀互结阻滞经络，贯穿疾病始终，使病情迁延难愈。软坚散结法在硬皮病的多个阶段和证型中均有应用，能有效软化肌肤、消除硬结、通滞消痞，为治疗该病提供了新思路。

一 软坚散结法适用证型

1.风寒湿阻型：相当于硬皮病初期。症见患者四肢或胸前等处皮肤出现片状或条状皮损，摸之坚硬如软骨，伴有蜡样光泽；肤表少汗，毛发脱落；肢端皮肤青紫；口唇色素沉着；同时伴有关节疼痛；可见舌质淡红，苔薄白，脉浮紧。治宜祛风除湿散寒，活血通络软坚。

2.寒痰凝滞型：皮肤初起肿胀，呈片状，继而肿胀变厚变硬，皮色光滑有泽；畏寒肢冷；舌质胖大，舌苔白厚，脉沉弦。治宜温阳化痰，散寒软坚。

3.气滞血瘀型：相当于硬皮病硬化期。症见四肢皮肤板硬，麻木不仁，肢端色紫，骨节肿痛，伴有面色较晦暗、舌质有瘀斑或紫暗、脉细涩。治宜益气养血，活血通络，软坚散结。

4.阳虚血瘀型：相当于硬皮病萎缩期。症见面少表情，鼻尖耳薄，眼睑不合，口唇缩小，舌短难伸，伴有畏寒肢冷，面色㿠白，舌质淡红，舌体胖嫩、苔薄白，脉沉细无力。治宜温补脾肾，活血化瘀，软坚散结。

二 软坚散结法临床用药

（一）方剂应用

1.阳和汤（《外科证治全生集》）合独活寄生汤（《备急千金要方》）加减：由熟地黄、炮姜、土茯苓、当归、麻黄、赤芍、川芎、白芥子、桂枝、独活、秦艽、威灵仙、桑寄生组成。具有祛风除湿、活血散寒、通络软坚之效，适用于硬皮病初期风寒湿阻型。

2.牵正散（《杨氏家藏方》）加减：全蝎3~6g，僵蚕6~9g，白附子3~6g，贝母6~15g，海藻6~15g，昆布6~15g，牡蛎12~30g，制胆南星3~6g。具有温阳化痰、散寒软坚之效，适用于硬皮病寒痰凝滞型。皮肤顽厚者，加用活血化瘀药，加海藻、昆布、鳖甲、夏枯草等以软坚。1个疗程一般5~9天。

3.桃红四物汤（《医宗金鉴》）加减：由生地黄、鸡血藤、熟地黄、当归、赤芍、川芎、三棱、莪术、制何首乌、水蛭、桃仁、红花组成。具有益气养血、活血通络、软坚散结之效，适用于硬皮病硬化期气滞血瘀型。

（二）中成药应用

参赭助运合剂：具有温阳益气、理气化痰、行瘀通络、软坚散结的功效，适用于系统性硬化症食管病变中脾肾阳虚、中气虚馁，气滞、痰凝、瘀血交阻者。用法为每次 20ml，每日 3 次。临床研究显示，使用参赭助运合剂治疗系统性硬化症食管病变 60 天，可显著改善食管病变证候，改善立卧位钡剂食管通过时间及卧位钡剂排空指数，明显提升患者生活质量，其疗效优于西沙必利。

（三）中药应用

1. 鳖甲：有滋阴潜阳、退热除蒸、软坚散结之效，适用于硬皮病硬化期，以及肾阴不足、阴虚内热者。使用时需伍用活血理气之品。水煎服，9~24g，宜先煎。本品经砂炒醋淬后，有效成分更容易煎出，还可去其腥气，易于粉碎，方便制剂。

2. 白芥子：有温阳化滞、消痰散结之效，适用于硬皮病出现肢体麻木、关节肿痛、指端苍白、痰凝筋脉者。除湿热证外，各个证型均可应用。水煎服，3~6g；外用适量，研末调敷，或作发疱用。

小结： 软坚散结法治疗硬皮病需结合多种治法。硬皮病病程长且虚实互见，单靠软坚散结法难以奏效。应根据发病阶段和辨证结果，配合祛风除湿、温阳散寒、活血通络等方法，以增强疗效。重视软坚散结方药外用。硬皮病患者皮肤症状显著，中药外用能直接改善皮肤肿胀、硬化等。辨证用药时，皮肤硬化及色素沉着者，可加用三七等药物。醋作为透皮吸收促进剂，能与生物碱结合成盐类，更易渗透，有软坚散结之效。外治方法有外敷、离子导入及药浴，局限性硬皮病可选用外敷和离子导入，药浴则适用于所有类型的硬皮病。

第七章

以增生、结节、囊肿、腺瘤、息肉为主要表现的疾病

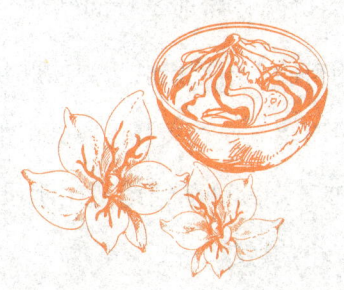

第一节　甲状腺结节

甲状腺结节是内分泌系统的常见病症，属中医"瘿病""瘿瘤"范畴。中医在治疗无伴发症状的甲状腺结节方面有独特优势。该病多因脏腑失调，致使气滞、痰凝、血瘀壅结于颈前而发病，其主要特征表现为颈前下方肿大。治疗以软坚散结法为主，能有效减缓结节生长、缩小结节。

一　软坚散结法适用证型

1.气滞痰凝型：颈部可触及质地柔软的结节，患者时有喉间梗阻感；情志抑郁，善太息；常伴有颌下淋巴结肿大，胁肋疼痛时作，头晕目眩，女性患者出现乳房胀痛；舌质暗红，苔黄腻，脉弦或滑。本型多见于甲状腺结节早期，患者自觉颈部肿胀，颈肿随情绪变化明显，结节常小于1cm，数目较少。治宜疏肝理气，化痰散结。

2.痰瘀互结型：颈部可触及质地坚韧的结节，患者颈部时有作胀，胸闷痰多；伴颈部憋闷、刺痛时作；女性患者痛经、经色暗红有血块；舌质暗紫或舌边有瘀斑，脉涩或细。本型多见于甲状腺结节中期。治宜破瘀化痰，软坚散结。

3.痰热互结型：颈前正中附近有单发或多发的光滑结节类包块，质地柔软，无压痛，可随吞咽上下移动。患者常伴有身热面赤，口干欲饮，心烦，失眠。治宜清热化痰，软坚散结。

（一）方剂应用

1.海藻玉壶汤（《外科正宗》）：连翘、川芎各 10g，浙贝母、海藻、莪术、昆布、玄参、青皮各 15g，牡蛎 25g，当归、姜半夏各 10g，陈皮 5g。具有化痰软坚、理气散结、滋阴泻火之效，可用于痰结血瘀型结节性甲状腺肿。连续治疗 1 个月为 1 个疗程，前 3 个疗程，水煎服，每日 2 次；后 3 个疗程，做成水蜜丸，温水送服，每日 2 次。海藻玉壶汤治疗结节性甲状腺肿 6 个疗程，可使甲状腺结节直径及横截面积明显缩小，且治疗前后甲状腺激素指标无明显变化。

方义：方中海藻、昆布化痰软坚，消瘿散结；青皮、陈皮、半夏、浙贝母、连翘理气化痰散结；当归、川芎养血活血。加牡蛎软坚散结，加莪术破血行气，加玄参加强泻火解毒、软坚散结之效。考虑用海藻玉壶汤需长期用药，在疗程后期可将其制成水蜜丸，方便携带及服用，可增强患者依从性。

2.消瘰丸Ⅱ号方（江苏省中医院院内制剂）：由玄参、煅牡蛎、浙贝母、夏枯草组成。具有清热化痰、软坚散结之效，可用于甲状腺结节，证属痰热互结者。每次 6g，每日 2 次，以 1 个月为治疗周期。消瘰丸Ⅱ号方治疗良性甲状腺结节 3 个月，可改善甲状腺结节最大直径、临床疗效以及中医症状积分。

方义：该方是依据程钟龄在《医学心悟》中的消瘰丸（玄参、煅牡蛎、浙贝母）加入夏枯草组方而成，共奏清热化痰、软坚散结之功效，用于治疗瘿瘤瘰疬、赤肿疼痛、痰核等。其中玄参、浙贝母、夏枯草合而为用，清疏肝经之热，化痰软坚、消肿散结。

（二）中成药应用

1. 鳖甲煎丸：活血化瘀、软坚散结，用于气、痰、瘀所致的甲状腺结节。

2. 内消瘰疬丸/片：疏肝行气、清热解毒、化痰软坚散结，用于气郁痰阻、痰凝血瘀型良性甲状腺结节及甲状腺囊肿。临床研究表明，内消瘰疬丸联合左甲状腺素钠片治疗良性甲状腺结节 12 周，可缩小结节；内消瘰疬片联合甲状腺素片治疗甲状腺囊肿 9 个月，可缩小囊肿，总有效率达94.44%，疗效优于单用甲状腺素片。

（三）中药应用

1. 王不留行、急性子：王不留行可活血通经、下乳消痈、利尿通淋，急性子能破血、消积、软坚。二者配伍，皆入肝经血分，增强活血化瘀作用，而且都性急善下行，使浊瘀之邪有去路，适用于瘀血偏甚者。

2. 夏枯草：有清热泻火、散结消肿、清肝明目的功效，可用于甲状腺结节有热郁者。

3. 玄参：有滋阴解毒、软坚散结的作用，可用于甲状腺结节阴虚有热者。

小结：软坚散结法贯穿甲状腺结节治疗始终。碘缺乏所致者可用海藻、昆布等化痰散结，需养阴软坚用玄参、鳖甲等，清热软坚用连翘、夏枯草等，化瘀散结用蛴螂等，理气散结用青皮等。

甲状腺结节发病缓慢，中医药治疗需较长时间，治疗周期短则 3~6 个月，长则数年。在治疗过程中，应守法守方，辨证施治，不宜急。海藻玉壶汤、消瘰丸等经典名方及中成药对无明显全身症状患者适用。

第二节 甲状腺腺瘤

甲状腺腺瘤是一种源于甲状腺滤泡组织的良性肿瘤。其临床表现为颈前孤立的圆形或椭圆形结节，结节表面光滑，质地稍硬，无压痛，边界清晰，可随吞咽移动。在中医理论中，甲状腺腺瘤属于"肉瘿"范畴，其基本病机是气郁湿痰内生，凝结于喉部，导致气血壅滞，形成有形肿块。软坚散结法作为中医治疗的重要手段，通过软化散结、疏通气血，有助于腺瘤的消退，在甲状腺腺瘤的治疗中具有独特优势。

一　软坚散结法适用证型

1.痰瘀互结型：颈前肿块，质地坚韧，表面光滑；舌淡暗，边有齿痕，脉弦滑。治宜理气化痰，活血消瘿。

2.气郁痰凝型：颈部肿块，质地坚韧，表面光滑；局部胀闷，情志偶有不舒，多痰；肿块随吞咽移动，舌淡红，苔薄白，脉弦滑。治宜疏肝行气，化痰散结。

3.痰火内蕴型：颈前肿块，劳累或生气后喉部不适，触之有块；肿块增大可致呼吸困难，甚至声音嘶哑；伴有情绪急躁、胸闷多汗、心悸、脉数；女性患者可有月经不调、手部震颤，少数患者有体重减轻、面容消瘦等甲亢征象。治宜化痰散结，解毒软坚。

（一）方剂应用

1.海藻玉壶汤（《外科正宗》）：海藻 30g，昆布 10g，海带 10g，制半夏 10g，陈皮 12g，青皮 10g，贝母 10g，当归 12g，川芎 10g，独活 10g，连翘 10g，甘草 6g。具有祛湿化痰、软坚散结之效，可用于治疗痰湿结聚所致的甲状腺腺瘤。若患者胸闷不适，加香附 15g、郁金 12g；潮热盗汗，加龟甲 10g、鳖甲 10g；纳差，加茯苓 10g、白术 10g；气滞明显，加逍遥散；血瘀明显，加桃红四物汤。每日 1 剂，以 4 周为 1 个疗程。海藻玉壶汤联合左旋甲状腺素钠片治疗甲状腺腺瘤 3 个疗程，可缩小肿块体积，改善临床症状及甲状腺激素（FT3、FT4、TSH）水平，降低不良反应（头痛、失眠、心悸）发生率，疗效优于单用左旋甲状腺素钠片。

方义：海藻玉壶汤是治疗肉瘿的传统方剂。方中海藻、昆布、海带具有化痰消肿、软坚散结之功效；制半夏、贝母化痰散结；陈皮、青皮理气健脾，行气化痰；当归、川芎养血活血；连翘解毒消肿；独活祛湿化痰，引药上行；甘草调和诸药，缓和药性。诸药共用，具有化痰消肿、软坚散结、行气活血、解毒消肿之功效。

2.消瘿汤（姜兆俊经验方）：海藻 15~30g，昆布 15~30g，生牡蛎 30g，夏枯草 15g，赤芍 15g，黄药子 9g，川芎 10g，三棱 10g，莪术 10g，香附 10g，白术 10g，清半夏 10g，山慈姑 6g，浙贝母 10g。本方具有理气活血、化痰软坚之效，可用于气滞血瘀痰凝所致的甲状腺腺瘤。急躁易怒，加栀子 6g、郁金 10g；憋气，加紫苏子 10g；咽干，加玄参 10g；肿块因出血而突然增大、胀痛，加三七粉 3g; 有肝病者，减黄药子; 肝郁脾虚者，白术改 20g，加太子参 15g、枳壳 10g、郁金 10g、砂仁 6g、玫瑰花 10g。

方义：方中海藻、昆布、生牡蛎、夏枯草、黄药子、山慈姑、浙贝母化痰软坚，散结消瘿。其中，海藻、昆布含有碘化合物，可促进病理产物和渗出物吸收。川芎、赤芍、三棱、莪术、香附理气开郁，活血化瘀; 白术健脾，使脾司健运，以绝生痰之源; 半夏燥湿祛痰。诸药合用，共奏理气活血、化痰软坚之功。黄药子对缺碘性甲状腺腺瘤治疗效果较好，用量 4.5~9g 为宜，如用量偏大、服药时间较长，会对肝脏造成损害。

(二) 中药应用

1. 海藻：有软坚消痰散结之功，治瘿瘤常配昆布、贝母等同用，如海藻玉壶汤。在服用方法上，多为煎服，常用量为 10~15g。使用注意：海藻含有丰富的碘，对甲状腺激素的合成和释放起着重要的调节作用，对于具有自主功能的甲状腺腺瘤、甲状腺结节患者，大量摄碘会导致合成过多的甲状腺素，从而引发甲亢。

2. 昆布：消痰软坚，利水消肿。其用同海藻，常与海藻相须为用。多煎服使用，常用量为 6~12g。使用注意与海藻相似。

小结： 甲状腺腺瘤由气滞、痰凝、血瘀形成，软坚散结法对缩小病灶效果显著，需与理气、化痰、活血法联用。因病程长，治疗应徐缓进行，一般中药治疗 3 个月起效，6 个月明显改善，1 年效果最佳。若经过 3 个月以上的治疗，病情无改善或肿块增大，需及时穿刺检查并考虑手术。

第三节 甲状腺功能亢进症

甲状腺功能亢进症（甲亢）以甲状腺激素分泌过多引起的兴奋性增高和代谢亢进为主要表现特征，Graves病最为常见。在中医学中，甲亢属于"瘿病""瘿气""中消"等范畴。其基本病机是气机失常、血行瘀滞，进而气郁化火，煎灼津液成痰，最终形成气滞、血瘀、痰凝等病理变化。软坚散结法在治疗甲亢，尤其是伴有甲状腺肿大时效果显著，是常用的治疗方法之一。

一 软坚散结法适用证型

1.肝火旺盛型：颈前瘿肿，眼球突出，目光炯炯；情绪易激动，烦躁不安，恶热多汗，口苦，口渴多饮，面红，心悸不宁，手指震颤，失眠多梦；舌红，苔黄，脉弦数。多见于甲亢初期。治宜清肝泻火，消瘿散结。

2.痰气交阻型：颈前肿大，无明显结节，质软不硬；常伴颈部胀感，胸闷，善太息，心烦易怒；舌质淡红，苔薄白，脉弦。多见于甲亢中后期。治宜疏肝行气解郁，兼软坚散结。

3.痰瘀互结型：颈前肿块按之质硬或有结节，肿块经久不消，胸闷纳差；舌紫暗或有瘀斑，舌苔薄白或白腻，脉弦或涩。多见于甲亢中后期。治宜化痰祛瘀为主，兼行气软坚散结。

（一）方剂应用

养阴清火消甲汤（东莞市中医院院方）：生地黄 15g，玄参 15g，麦冬 10g，生牡蛎 30g，鳖甲 20g，栀子 10g，蒲公英 15g，浙贝母 10g。具有育阴潜阳、清肝火、散痰结之功，适用于甲状腺功能亢进症阴虚阳亢、肝火上炎型。每日 1 剂，水煎 200ml，早晚 2 次，饭后温服，8 周为 1 个疗程。联合甲巯咪唑治疗 8 周，可改善中医症状积分、甲状腺素水平（FT3、FT4、TSH）及生活质量评分，总有效率为 88.1%，优于单用甲巯咪唑。

方义：全方以吴鞠通之增液汤合程国彭之消瘰丸加减而成，方中生地黄、玄参、麦冬滋阴增液、清热降火，生牡蛎平肝潜阳，鳖甲滋阴潜阳，栀子清心除烦，浙贝母化痰散结，蒲公英清热解毒。全方养阴为主，辅以散痰结、清肝火，共奏清补兼施之效，改善症状，提高生活质量。

（二）中成药应用

1. 夏枯草胶囊 / 口服液 / 片 / 颗粒：具有清肝泻火、散结消瘿的功效，适用于肝火旺盛型甲状腺功能亢进症，尤其是 Graves 病伴有结节及毒性结节性甲状腺肿的患者。

2. 消瘿五海丸：具有消瘿软坚、破瘀散结的功效，适用于 Graves 病。用法为每日 2 次，每次 1 丸。临床研究显示，消瘿五海丸联合甲巯咪唑片治疗 Graves 病 4 周，可有效减轻甲状腺肿大，改善甲状腺激素水平（TT3、TT4、FT3、FT4、TSH），其疗效优于单独使用甲巯咪唑片。

（三）中药应用

1. 白芥子、生半夏：白芥子可搜内外之痰结；生半夏长于化痰散结，为治疗痰核之要药，且因痰核之顽固，非生用不能为功。两药相合可治皮下结节。根据药理学研究，白芥子通过抑制甲状腺功能来达到治疗目的，若是由缺碘引起的甲状腺肿大，则不宜使用此药。

2. 猫爪草：有解毒化痰、养阴散结、破癥除积之功，可用于治疗阴虚火旺及夹有血瘀痰浊之甲亢患者。

小结： 在治疗甲亢时，需详察病机，灵活应用软坚散结法。甲亢的中医病机以气阴不足为本，气滞、痰结、瘀血、火旺为标。软坚散结法用于甲亢伴有甲状腺肿大或结节者，需据不同阶段病机和证候，与疏肝解郁、滋阴潜阳等法相兼应用。使用含碘中药时应取舍有度，软坚散结中药依含碘量分为两类：富碘中药（如海藻、海带等海生药物）和少碘中药（如黄药子、香附等非海生药物）。临床应据病情、病理及药理合理选用，并考虑是否与ATD联用。

第四节 亚急性甲状腺炎

亚急性甲状腺炎的临床表现包含上呼吸道感染前驱症状、甲状腺区特征性疼痛、甲状腺肿大，以及甲状腺功能变化相关的症状。本病属中医学"瘿病""瘿痛"范畴，多因外感风温、风热或肝胃郁热，积热上壅，灼津为痰，蕴阻经络，气血痰热凝滞结于喉部而成。中医药治疗本病有独特优势，可缓解症状、缩短病程，无不良反应且复发率低。软坚散结法在亚急性甲状腺炎治疗上，尤其在缩小甲状腺肿方面，发挥着积极作用。

一 软坚散结法适用证型

1.风热痰凝型：起病急，颈部结块伴剧烈疼痛，颜色红且灼热。可能伴有寒战高热、头痛、咽干，舌苔薄黄，脉浮数或滑数。可能有胸部胀闷、善太息，或结块质硬、经久不消，舌色紫暗；或潮热盗汗、五心烦热、心悸不宁、颧红。多见于急性期。治宜疏风清热，化痰消瘿。

2.痰瘀互结型：颈前结块坚实，按之如石，或有压痛；肿块经久未消，伴胸闷心悸，面唇晦暗；舌质暗或紫，苔腻，脉弦或涩。多见于缓解期。治宜活血化瘀，祛痰散结。

3.气郁痰凝型：颈前肿块质地不坚，压之隐痛或不痛，吞咽不畅，或感喉间有物，咯吐不爽，或有咳嗽；心悸胸闷，胁肋胀闷，郁郁不快，喜太息，病情常随情绪波动而变化；舌淡红，苔白，脉弦。多见于缓解期及恢复期。治宜理气化痰，软坚散结。

（一）方剂应用

1.银甲散（戴芳芳经验方）：由金银花、连翘、黄连、天花粉、夏枯草、白芍、皂角刺、浙贝母、山慈姑、雷公藤、生薏苡仁、猪苓、茯苓、泽泻、生甘草组成。具有清热解毒、化痰软坚之效，适用于热毒痰凝血瘀所致的亚急性甲状腺炎。

方义：方中以金银花清热解毒为君药；连翘、黄连清心泻火，天花粉、夏枯草清泻肝火，白芍泻肝敛阴，以正本清源，共为臣药；生薏苡仁、猪苓、茯苓、泽泻健脾化痰、淡渗利湿，山慈姑、皂角刺、雷公藤、浙贝母解毒散结、化痰软坚，共为佐药；甘草调和诸药为使药。诸药相伍，共奏清热解毒、化痰软坚之功。

2.蔡炳勤经验方：由柴胡、枳壳、香附、白芍、川芎、甘草、苍术、厚朴、陈皮、生姜、大枣、牡蛎、玄参、浙贝母、夏枯草组成。具有疏肝健脾、软坚散结之效，适用于亚急性甲状腺炎恢复期，症见甲状腺结节、无明显疼痛、晨起喉中有痰、舌尖偏红苔白或有齿印、脉弦滑或沉细者。

方义：此方融合了柴胡疏肝散、平胃散与消瘰丸加减之长。柴胡疏肝散以柴胡、枳壳、香附理气，白芍、川芎和血，甘草调和诸药；平胃散用苍术、厚朴燥湿，陈皮理气行痰，生姜、大枣和胃，甘草调和；消瘰丸取牡蛎、玄参、浙贝母、夏枯草清润化痰、软坚散结，共奏疏肝健脾、软坚散结之功，巩固疗效防复发。

（二）中成药应用

1. 犀黄丸：具有清热解毒、豁痰散结、活血祛瘀之效，适用于热毒内结型亚急性甲状腺炎，尤其适合有结节肿痛表现的患者。

2. 夏枯草片/胶囊/口服液/颗粒：具有清肝明目、软坚散结、消肿止痛之效，适用于火热内蕴所致的亚急性甲状腺炎。用法为每次6片，每日2次。临床研究显示，夏枯草片联合糖皮质激素治疗亚急性甲状腺炎8周，可缩短各项临床症状消失时间，降低 ESR、T3、T4 水平，总有效率达96.7%，疗效优于单用糖皮质激素。

（三）中药应用

1. 猫爪草：具有化痰散结、解毒消肿的功效，适用于痰凝所致的甲状腺肿大。可内服或外敷。

2. 山慈菇：具有解毒散结、化痰软坚的功效，适用于热毒、血瘀互结导致的甲状腺肿大。既可内服，也可研粉外用。

3. 浙贝母：具有开郁散结、化痰解毒的功效，适用于亚急性甲状腺炎后期痰瘀互结所致的甲状腺结节。

小结： 在治疗亚急性甲状腺炎时，应注意兼夹病证，灵活应用软坚散结法。亚急性甲状腺炎分急性期、缓解期、恢复期，治疗需分期论治。但各阶段证型常相互兼夹或转化，临床用药要兼顾主症与兼夹证候，运用软坚散结法时，需灵活配合疏风清热、活血化痰、理气通滞、益气养阴、温阳散寒等法。

第五节 慢性淋巴细胞性甲状腺炎

慢性淋巴细胞性甲状腺炎，即桥本甲状腺炎，其临床表现主要为甲状腺弥漫性肿大、质地坚硬，且患者体内甲状腺球蛋白抗体（TGAb）和甲状腺过氧化物酶抗体（TPOAb）的滴度显著升高。在中医学中，该病属于"瘿病"范畴，其基本病机为气滞、痰凝、血瘀在颈前壅结。治疗以软坚散结法为主，结合分期、辨证论治的方法，对缩小甲状腺肿大、缓解临床症状、调节免疫具有显著疗效。

一 软坚散结法适用证型

1.气滞痰凝型：甲状腺质地较软，可随吞咽上下移动。常因精神因素诱发，表现为神疲气短、胸闷心慌、易劳累、喜太息、情志抑郁易怒、舌淡红、苔薄白且腻、脉缓或滑。治宜疏肝理气，化痰散结。

2.脾肾阳虚型：甲状腺弥漫性或结节性肿大，质地坚韧或硬，可伴有疼痛。患者全身乏力，精神萎靡，表情淡漠，少言懒语，动作迟缓，声音嘶哑；面色㿠白，睑结膜苍白，口唇较厚，皮肤粗厚脱屑；可有浮肿，腹部胀满，下肢呈非指凹性浮肿；手足清冷，腰膝酸痛，小便清长，下肢羸弱等；舌体淡胖或有齿痕，苔薄白，脉沉细。实验室检查抗体阳性，TSH升高；甲状腺扫描呈不规则浓聚与稀疏。治宜温补脾肾，软坚散结。

（一）方剂应用

1. 消瘿方（姜兆俊经验方）：由柴胡、香附、夏枯草、牡蛎、浙贝母、玄参、虎杖、重楼、板蓝根、海藻、昆布组成。具有疏肝理气、化痰散结之效，适用于肝郁痰凝型桥本甲状腺炎。若伴有甲状腺结节者，加半夏、僵蚕、山慈姑等化痰散结；气阴两虚者，去海藻、昆布，加白芥子、紫苏子、莱菔子、黄芪、生地黄；脾肾阳虚者，加淫羊藿、鹿角胶、熟地黄。

方义：柴胡、香附疏肝理气，夏枯草散结消肿，浙贝母、玄参、牡蛎化痰软坚，板蓝根、重楼、虎杖清热解毒、利咽镇痛，海藻、昆布含碘化物，可治疗缺碘性甲状腺肿。清热解毒类药物具有抗菌抗病毒及免疫抑制作用，随病情发展，气阴两虚、脾肾阳虚时，软坚散结法仍贯穿始终。

2. 解毒散结消瘿汤（孙科经验方）：夏枯草 12g，桔梗 8g，重楼 10g，莪术 10g，穿山龙 10g，薄荷 10g，白芍 18g，柴胡 12g，玄参 10g，醋鳖甲 10g，浙贝母 10g，煅牡蛎 20g，甘草 6g。具有清热解毒、活血化瘀、化痰散结消瘿、疏肝解郁、利咽消肿之效，适用于痰瘀毒气互结的桥本甲状腺炎。每日 1 剂，水煎 200ml，早晚口服，28 天为 1 个疗程。联合左旋甲状腺素治疗 3 个疗程，可缓解临床症状、缩小甲状腺体积、软化质地及结节，改善血液及生化指标（TGAb、TMAb、TSH、FT3、FT4），总有效率达 95%，疗效优于单用左旋甲状腺素。

方义：夏枯草辛寒散结泄热，重楼与穿山龙清热解毒，莪术与白芍活血通络、破血散瘀，薄荷、柴胡、桔梗、玄参疏散上焦风热、疏肝解郁、行气止痛、祛痰利咽，甘草清热解毒、消肿散结、调和诸药，共奏清热解毒、活血化瘀、化痰散结消瘿、疏肝解郁、利咽消肿之效。

（二）中成药应用

1. 小金胶囊 / 丸：具有温通祛瘀、化痰散结、消肿止痛的功效，适用于阳虚痰凝型桥本甲状腺炎伴有结节的患者。联合左甲状腺素钠片治疗6个月，可缩小甲状腺肿大或结节，改善甲状腺抗体水平，调节自身炎症因子平衡，临床治愈率达50.9%。

2. 夏枯草胶囊 / 口服液 / 颗粒 / 片：具有清热泻火明目、散结消肿的作用，适用于以甲状腺肿大为特征的桥本甲状腺炎实热证患者。单独使用可显著降低TGAb、TPOAb水平；与左甲状腺素钠片联用，可提高临床疗效，改善甲状腺功能，降低自身免疫反应和Th17细胞水平。

（三）中药应用

1. 含碘量少的中药：包括浙贝母、山慈姑、牡蛎、玄参、鳖甲等，既能软坚散结消瘿瘤，又能间接合成甲状腺素，可用于甲状腺功能减退阶段。

2. 黄芪：为补气之要药，以气虚证为主要前提，根据气虚程度用量为20~120g，能为机体提供活血通络、化痰软坚的动力。

小结： 桥本甲状腺炎的治疗需整体与局部相结合，灵活运用软坚散结法。其临床表现主要是甲状腺肿大，治疗时要结合患者体质和整体状态，从产生痰湿、瘀血等病理产物的根本病机入手，将软坚散结法与疏肝理气、破瘀化痰、健脾益气、补肾温阳等方法结合，使有形之邪消失。

第六节 结肠息肉

结肠息肉是生长在黏膜表面的赘生物，主要症状表现为腹痛、腹胀、大便性状改变或血便，肠镜检查可见息肉。现代医学主要通过内镜切除治疗，但息肉易复发。软坚散结法作为重要治法，对缩小甚至消除息肉、减少复发有显著作用，需结合患者体质及病因病机配合其他治法。

一 软坚散结法适用证型

1. 湿热蕴结型：腹痛拒按，胀满不适；口苦口干，大便溏滞不爽或干结，解时困难且可能夹有鲜血；潮热汗出，肛门灼热，小便短赤；舌红，苔黄厚腻，脉滑数。治宜清热利湿，软坚散结。

2. 瘀血阻滞型：腹胀痛或刺痛，痛有定处；腹部可能有包块，大便有脓血，或有黑便史，口渴但不欲饮；肌肤甲错，面色晦暗；女性患者月经紫暗或夹有血块；舌暗，有瘀斑、瘀点，脉弦涩。治宜活血祛瘀，软坚散结。

二 软坚散结法临床用药

（一）方剂应用

1. 济生乌梅片（重庆市中医院院内制剂）：由乌梅、僵蚕、莪术、红花组成。本方具有软坚散瘀之效，可用于瘀血阻滞所致的结肠息肉。每日3次，每次3片，1个月为1个疗程。济生乌梅片治疗结肠息肉内镜治疗后患者3个疗程，可明显降低1年后、2年后及3年后复发率。

方义：济生乌梅片中，乌梅极酸，可去死肌、蚀恶肉；僵蚕咸辛而平，可行经络、化浊邪、软坚结；莪术、红花味辛行血化瘀，诸药配伍，得极酸以去死肌、蚀恶肉，并以咸软之，以辛散之，舒经通络，使气血和、瘀结散，息肉自消，大幅降低结肠息肉治疗后远期复发率。药理研究表明，全方具有增强机体的免疫力和抗感染、抗肿瘤、抗肉芽以及抗炎镇痛等功效，不仅可以抗感染、恢复胃肠功能，从而加强抗异常增生机制，还能有效抑制或杀灭各种病原微生物，避免致病因子的侵袭，维持肠道正常菌群的平衡，达到保护大肠的屏障功能，使大肠黏膜再生与修复能够正常而有序地进行。

2.结肠息肉常用方（许芝银主编《中医外科学》）：半枝莲30g，白花蛇舌草30g，山豆根30g，诃子15g，薏苡仁15g，黄芪30g，白术15g，夏枯草15g。具有清利湿热、活血化瘀、软坚散结之效，适用于湿热下注、经络阻滞、瘀血浊气凝聚所致的结肠息肉。腹痛，加延胡索、茴香；腹泻，加黄连、马齿苋；便血量多，加地榆、槐角；血瘀，用桃红四物汤加蒲黄、夏枯草；气血亏虚，用八珍汤或十全大补汤加减。水煎服，1日3次。

（二）中药应用

1.僵蚕：具有消风化痰、软坚散结的作用，与乌梅配伍可消除息肉生长的基础，阻滞结直肠息肉复发。

2.牡蛎：具有化痰软坚散结的作用，适用于结肠息肉便血、痰瘀交结的患者，常与川芎等活血药物配伍，以增强软坚散结的效果。

3.乌梅：具有腐蚀赘肉、涩肠止泻的作用，适用于有久泻久痢症状的结肠息肉患者。

小结： 灵活选用软坚散结中药治疗结直肠息肉。结直肠息肉瘀血、气滞、食积、痰聚是主因，治疗应根据病因、积块大小、病程长短，合理选用软坚散结法。若以痰凝为主，可选山慈姑、漏芦、白芥子、炙僵蚕、土贝母、生牡蛎、夏枯草、海藻、昆布等；若血瘀为主，常用紫丹参、炒当归、川芎、赤芍、莪术、土鳖虫、鸡血藤、石见穿等。瘀血由气滞、气虚、寒凝等因素导致，可佐以理气、益气、温里之品，散瘀消肿、止痛止血。

重视调理脏腑，以防复发。结肠息肉的病位在大肠，但与肺、脾、肝的关系密切。软坚散结法结合运脾通腑、宣降肺气、疏肝理气之品，如生白术、枳实、桔梗、杏仁、郁金、预知子等，防复发恶变。攻伐之法易伤元气，需详审患者身体盛衰，盛者可攻削，衰者先补后攻或攻补兼施。

合理应用灌肠等外治手段，使药物直达病所。将软坚散结药以药液灌肠，直接作用于直结肠，药物通过肠黏膜吸收，可充分发挥疗效，软化息肉，加速其消除与脱落。

第七节 胆囊息肉

胆囊息肉是指胆囊壁向腔内呈隆起的病变，其症状主要表现为胁肋胀痛、厌油等。现代医学常采用手术切除的治疗方式。中医认为，本病多因情志所伤或饮食不调，致使肝失疏泄、胆失通降、脾失健运，湿热痰瘀结于胆腑。治疗时，依"留者去之""结者散之"原则，以软坚散结法配合其他治法，可有效缩小、消除息肉，改善症状。

一 软坚散结法适用证型

1.湿热蕴结型：胁肋胀痛灼热，脘腹胀满，厌食油腻，进食油腻则加重，口苦泛恶，大便溏垢或秘结，小便短赤，或有黄疸，舌红，苔黄腻，脉弦滑数。治宜清利湿热，活血软坚。

2.瘀血阻络型：胁肋刺痛，痛处固定拒按，胁下积块，面色晦暗，头颈胸臂可见红点赤缕，舌质紫暗或有瘀斑，脉涩。治宜活血化瘀，软坚散结。

3.痰瘀互结型：右胁闷胀刺痛，痛有定处，脘痞胀满，口黏不渴或渴不欲饮，头昏或素体肥胖，吐痰，神疲懒言，大便黏腻不爽，舌质淡，苔白腻，脉沉滑或弦滑。治宜化痰散结，祛瘀消积。

（一）方剂应用

1.二陈汤（《太平惠民和剂局方》）加味：由陈皮、半夏、乌梅、紫硇砂、威灵仙、天仙子、莪术、郁金、大黄组成。具有燥湿化痰、疏肝利胆之效，适用于痰瘀互结型胆囊息肉。将诸药研磨成粉，过6号筛，装0号硬胶囊，每粒0.5g，每次4粒，每日3次，餐后或就餐时服用，1个月为1个疗程。治疗3个疗程后，可改善患者症状，缩小或消除息肉，治愈率达84%。

方义：陈皮、半夏燥湿化痰，郁金、乌梅、威灵仙疏肝利胆，莪术、紫硇砂行气破血、消积软坚，大黄通调肝、胆、胃肠功能，促进息肉脱落排出，天仙子有直接抑杀腺癌细胞作用。

2.海藻玉壶汤（《外科正宗》）加减：海藻、昆布、半夏、川芎、青皮、连翘、浙贝母各10g，当归、独活各15g，陈皮6g。具有疏肝理气、活血化瘀、清热软坚的功效，适用于湿热蕴结、瘀血内停日久所致的胆囊息肉。治疗4个月后，可使临床症状改善，息肉缩小或消失，总有效率为96.7%。

方义：海藻、昆布化痰软坚，青皮、陈皮疏肝理气，当归、川芎、独活活血通脉，连翘散结消肿，半夏、浙贝母化痰散结。

3.胆囊息肉方（尹常健经验方）：海蛤壳、炒王不留行、麸炒白术、黄芪各30g，败酱草、麸炒苍术、浙贝母各20g，三棱、莪术、醋香附、皂角刺各12g，郁金、当归、醋鳖甲各15g。具有化痰散结、祛瘀消积之效，适用于痰瘀互结所致的8mm以下的胆囊息肉。

方义：重用海蛤壳化痰软坚，炒王不留行活血通经、消肿止痛，浙贝母清化痰涎，黄芪健脾补中，当归补气生血，败酱草消痈排脓，麸炒白术、麸炒苍术燥湿健脾，三棱、莪术破血逐瘀，醋香附疏肝解郁，皂角刺软坚透络，郁金活血止痛，醋鳖甲软坚散结消积。

（二）中药应用

1. 僵蚕、蝉蜕：两者均有解毒散结之效，二药相合，可升阳中之清阳，佐以大黄、片姜黄行气活血散结，升降相宜，可使气机调畅，则结聚之息肉可除。

2. 乌梅：有去死肌除恶肉之效，可消痰瘀凝结所成之息肉。治胆管息肉，可用乌梅配威灵仙、桑枝；治肠道息肉，可用乌梅配大黄藤、金荞麦；治子宫息肉，可用乌梅配小茴香、艾叶；治声带息肉，可用乌梅配虎杖、桔梗。常用量为5~10g。

3. 鳖甲：有去息肉之功。《神农本草经》云："鳖甲……去痞息肉。"

4. 煅龙骨、煅牡蛎：有软坚散结之效，可消痞结之息肉。

小结： 胆囊息肉是有形病变，软坚散结法是治疗主线，常用的药物有乌梅、鳖甲、白僵蚕等。胆囊息肉是慢性病，需辨证论治，配合疏肝利胆、清热利湿等法。中药对直径＜5mm息肉疗效好，多数3个月可消除；5~10mm息肉可缩小，避免手术。但≥10mm、单发或广基、胆囊颈部位息肉，合并结石或慢性胆囊炎、年龄＞50岁且增长快者，建议积极采取手术切除胆囊的治疗方式。

第八节 乳腺增生病

乳腺增生病的主要临床表现是乳腺疼痛、结节状态或肿块，部分患者会合并出现乳头溢液。乳腺结节状态包括颗粒状结节、条索状结节以及局限性或弥漫性腺体增厚等。结节常为多个，可累及双侧乳腺亦可单发。肿块一般较小，形状不一，可随月经周期性变化而增大、缩小或变硬、变软。本病归属于中医"乳癖"的范畴，多由于情志不遂，郁怒伤肝，肝郁气滞，气血凝结乳络，思虑伤脾，脾失健运，痰湿内生，气滞痰凝瘀血结聚形成肿块；或因冲任失调，使气血瘀滞，或阳虚痰湿内结，经脉阻塞而致乳房结块、疼痛、月经不调。软坚散结法对于消块和止痛有明显疗效，是中医治疗该病常用的治法之一。

一 软坚散结法适用证型

1. 肝郁气滞型：常见忧郁寡欢、少气懒言、心情烦躁，经前乳头及肿块疼痛，随情志变化波动，舌苔薄白，舌质红，脉弦；肿块质软、活动、边界欠清，常双侧乳房多发，以两乳外上象限为主。治宜疏肝行气，软坚散结。

2. 冲任不调型：常见月经紊乱、量少或闭经，经前肿块疼痛加重、腰痛、肿块增大，经后症状缓解，个别患者有不孕史，舌苔薄白，舌质淡，脉弦细；肿块质软、活动、边界不清，常单侧或双侧乳房多发，以乳房外上象限为主。治宜调摄冲任，软坚散结。

二 软坚散结法临床用药

（一）方剂应用

1. 消瘿五海丸（《古今医鉴》）加减：海藻 20g，海带 20g，昆布 20g，海螵蛸 15g，海蛤粉 20g，浙贝母 10g，王不留行 10g，三棱 10g，莪术 10g，皂角刺 5g。具有软坚散结、行血通经、消肿止痛、行气解郁之效，可用于治疗乳腺小叶增生。性格内向，情志抑郁，胸闷不舒，乳房胀痛，夜寐多梦，舌苔薄白，脉弦细者，加郁金、瓜蒌壳、合欢皮、首乌藤；面色少华，精神萎靡，腰酸痛，经期前乳房胀痛明显，并伴有痛经，舌淡苔薄白，脉虚细者，加阿胶、黄芪、杜仲、益母草；五心烦热、心中懊侬者，加栀子、生地黄、淡竹叶；体虚乏力，神疲纳差，脉细弱者，加党参、黄芪、白术、砂仁。水煎服，每日 1 剂，分早晚服，经期停服。消瘿五海丸加减方治疗乳腺增生 1 个月，可改善乳房疼痛、缩小肿块。

方义：消瘿五海丸出自《古今医鉴》，云其"治瘿瘤、瘰疬、乳核胀痛"。方中海藻、海带、昆布，均为寒咸之品，具有软坚散结、清热消痰之功效；海蛤粉清热利湿，化痰软坚；海螵蛸咸温，消肿软坚治癥瘕；浙贝母苦寒，清火散结；王不留行行气通经，下乳消肿；皂角刺通经络、下乳汁，直达病所。三棱、莪术破血行气，消积止痛。诸药合用，共奏软坚散结、行血通经、消肿止痛、行气解郁之功。

2. 开郁汤（张志远经验方）：柴胡、白芍、枳壳、甘草、香附、橘叶、夏枯草、瓜蒌、郁金、丹参、象贝母、木香。具有疏解肝气、调理气机，并且有软化和消散结节的作用，适用于治疗因肝气郁结引起的乳腺小叶增生，特别是那种在月经前症状加重，而在经期过后又逐渐缓解的情况。

方义：方中的柴胡可以疏解肝气、利胆，散开郁结；白芍能够滋阴、养血，两者配合可以缓解肝区疼痛，化解郁气、平息内火。枳壳能破气行痰，香附和木香都能疏肝理气。橘叶入肝经，能够疏肝行气、化痰散结；瓜蒌可以开胸散结。国医大师张志远称郁金为"郁证之金"，能够行气活血、开通瘀积。张老还指出，这个方子也适用于慢性胆囊炎、围绝经期综合征、肋间神经痛等病症。

（二）中成药应用

1. 消乳散结胶囊：疏肝理气化痰、软坚散结，用于乳腺增生结节直径小于2cm者。口服，每次3粒，每日3次，1个月为1个疗程，可缩小肿块、减轻胀痛。

2. 岩鹿乳康胶囊：益肾活血、软坚散结，用于肾阳不足、气滞血瘀所致的乳腺增生。每次5粒，每日3次，饭后服，经期停药，绝经者可连服，4周为1个疗程，能缩小肿块、减轻疼痛，总有效率达94.6%。

3. 红金消结胶囊：疏肝理气、软坚散结、活血化瘀、消肿止痛，可提高机体免疫力。每次1.6g，每日3次，15天为1个疗程，联合维生素E治疗3个疗程，治愈率为76.07%。不过，该药物可能引发恶心、食欲不振、月经失调等不良反应。

（三）中药应用

1. 夏枯草：可泻肝、散结祛痰浊。加浙贝母、海藻、生牡蛎、海浮石，可用于乳腺增生结节质中、有囊性感，辨证属痰凝者，临床用量可达15g。

2. 三棱、莪术：二药合用，可破血祛瘀、行气止痛，适用于气滞血瘀所致的乳腺增生。对于增生结节质韧或硬，或乳房肿块较大，辨证属血瘀者，也可加用。

小结： 软坚散结法对乳腺增生、乳腺纤维瘤、乳腺结节等质地偏硬、难以消退的肿块有消散作用，常与疏肝理气、活血化痰、调理冲任、益肾健脾等法联合使用。由于乳腺增生与月经周期密切相关，治疗时可按月经周期的阶段特点进行论治，软坚散结法通常用于非经期。此外，软坚散结法的给药途径多样，包括传统的中药煎剂口服、中药外敷以及内外结合的方式。乳腺增生病程较长，中成药服用方便，患者的依从性较好，临床可选用符合辨证的中成药。

第八章

辅以软坚散结法治疗的疾病

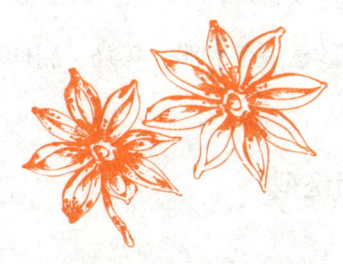

第一节 类风湿关节炎

类风湿关节炎是一种以关节病变为主的慢性全身自身免疫性疾病，临床表现为关节疼痛、肿胀及僵直。其发病原因为外感风寒湿热之邪，内因气血失调、肝肾亏虚，导致邪气乘袭，痹着经络关节，进而气血凝滞、经络痹阻、脏腑虚损，产生痰浊、瘀血等病理产物，形成痰瘀交阻、邪正混淆、虚实夹杂的局面。其主要病机是正虚邪羁、有形实邪交阻、滞络附骨、留注关节。有学者认为，其病理产物蓄积符合癥瘕形成特点，可视为"微型癥瘕"。在常规辨证基础上，辅以软坚散结法治疗，可改善关节肿胀、疼痛、屈伸不利等症状。

一 软坚散结法适用证型

1.痰瘀痹阻型：关节漫肿日久，僵硬变形，屈伸受限，疼痛固定，痛如锥刺，昼轻夜重，口干不欲饮，舌质紫暗，苔白腻或黄腻，脉细涩或细滑。治宜逐瘀除痰，软坚散结。

2.风寒湿痹型：关节肿胀疼痛，痛有定处，晨僵屈伸不利，遇寒痛剧，局部畏寒怕冷，舌苔薄白，脉浮紧或沉紧。治宜祛风除湿散寒，活血软坚通络。

3.湿热痹阻型：关节肿痛，触之灼热或有热感，口渴不欲饮，烦闷不安，或有发热，舌质红，苔黄腻，脉濡数或滑数。治宜清热除湿，活血通络，软坚散结。

二 软坚散结法临床用药

（一）方剂应用

1.海藻玉壶丸（《外科正宗》）加减：由海藻、昆布、海带、独活、连翘、青皮、陈皮、浙贝母、全蝎、土鳖虫、蜈蚣、甘草组成，炼蜜为丸，每丸重9g。具有逐瘀除痰、软坚散结之效，可用于痰瘀痹阻型类风湿关节炎。每次1~2丸，每天2次，口服，60天为1个疗程。海藻玉壶丸加减治疗类风湿关节炎1个疗程，可缓解关节肿痛症状，改善关节功能。

方义：海藻玉壶丸多用于痰结血瘀之瘿病，痹证与其病机有相同之处。海藻、昆布、海带与甘草相伍，软坚散结，使痰湿瘀浊消散而不伤正；青皮、陈皮、连翘、浙贝母理气化痰散结；独活理气活络、祛湿止痛；全蝎、蜈蚣搜风通络止痛；土鳖虫养血活血、化瘀通络。诸药相伍，共奏浊去凝开、气通血和、经行络畅、深伏之邪除之效。

2.活络通痹丸（佛山市中医院院内制剂）：鹿骨3g，制鳖甲10g，川牛膝15g，全当归20g，制乳香10g，制没药10g，川芎10g，肉桂心5g，羌活10g，鸡血藤30g，桑枝30g。具有通络软坚、祛瘀止痛、通利关节之效，可用于风寒湿热之邪痹阻经络关节所致的类风湿关节炎。用法：将上述药物打粉，提取，烘干磨粉，混匀，加蜜糖、酒制成丸，每丸重7.5g。每次1丸，每日2次。活络通痹丸联合西医常规用药治疗湿热痹阻型类风湿关节炎12周，可改善临床症状（关节肿胀、关节压痛、晨僵时间、双手握力等）和实验室指标（类风湿因子、红细胞沉降率、C反应蛋白等）。

方义：活络通痹丸中含有的鹿骨具有强筋骨、除风湿之效，制鳖甲具有软坚散结、滋阴潜阳之效，川牛膝具有通利关节、祛风除湿、通络活血之效，川芎、全当归、制乳香、制没药、鸡血藤具有祛瘀止痛、通络活血之效，肉桂心具有散寒止痛、活血通经之效，羌活具有解表散寒、祛风胜湿、活络止痛之效，桑枝具有祛风湿、利关节之效。诸药合用，共同发挥通络软坚、祛瘀止痛、通利关节之效。

（二）中药应用

1. 虫类药有软坚散结、搜剔通络之功，可用于类风湿关节炎晚期关节肿大僵硬、刺痛难忍，甚则关节变形者，常用药有蜈蚣、全蝎、僵蚕、水蛭、地龙、土鳖虫等。

2. 白芥子：白芥子利气豁痰，温中散寒，通络止痛，可透达经络，善搜皮里膜外、筋骨之间的寒痰凝聚，常用于痰滞经络。

3. 制马钱子：有散结消肿、通络止痛之效。制马钱子研粉装入胶囊，随药服下，剂量一般为每天0.3~0.5g（若为煎剂，每剂0.5~1g），可以"急则治其标"而提高疗效。

4. 制南星：软坚散结之力强，可用于疼痛难忍，关节肿胀、类风湿结节明显者，配伍炙鳖甲可加强通络软坚散结之力。

小结：类风湿关节炎病机复杂，病程长，正虚邪实相互为病。治疗应注重整体观念，随症施以补益气血、滋补肝肾、祛风散寒、化湿清热、逐瘀消痰、通络止痛等法。由于病理产物蓄积留滞，可作为继发病因加重病情。因此，在临床治疗中配合软坚散结法可增强疗效。常用中药包括南星、白芥子、僵蚕、牡蛎等。除内服中药外，膏贴、熏洗等外治法，可进一步提高临床疗效。

第二节 骨关节炎

　　骨关节炎是一种慢性、进展性、退行性疾病，其主要病理特征为关节软骨变性、破坏，伴骨质增生和骨赘形成。临床主要表现为关节疼痛、肿胀、活动受限、畸形等症状。属中医"骨痹"范畴，多因肝肾不足、风寒湿热等外邪侵入筋骨，致脉络不通、客邪留滞。气血不畅日久，瘀血痰浊阻痹经络，则加重病情。中医药治法包括补益肝肾、祛风除湿、散寒止痛、祛瘀化痰等，加用软坚散结法对减轻病理产物蓄积、缓解疼痛、恢复关节功能有独特的疗效。

一　软坚散结法适用证型

　　1.痰瘀痹阻型：关节僵硬、刺痛，或夜间痛甚，关节肿大变形，肢体沉重，屈伸不利，肢体麻木，舌质紫暗或有瘀斑，苔薄或薄腻，脉沉涩或沉滑。治宜活血化痰，软坚散结。

　　2.瘀血阻络型：以关节疼痛、肢体麻木为主。患者常有舌质暗红，且有瘀点、瘀斑，多见于年龄偏轻、有明确剧烈运动史者，亦可见于患病日久、关节变形、X线检查发现关节面狭窄者。治以活血化瘀为主，辅以软坚散结。

　　3.风寒湿痹阻型：以关节疼痛为主。多遇风寒加重，周身畏寒，身体乏力，面色苍白，夜尿多，舌淡胖，苔薄白，脉沉细。X线片示骨赘不严重，对阴雨天气变化非常敏感。治以温经散寒、祛风除湿为主，辅以软坚散结。

4.湿热互结型：以活动性膝关节骨关节炎为主。表现为膝关节肿胀，局部皮温高，双下肢沉重，口干、口苦，舌红，舌苔薄黄或黄腻，脉滑数等。膝关节腔常有积液，生化检查显示红细胞沉降率和 C 反应蛋白水平升高等。常见于患病日久或失治、过用温热镇痛药物者。治以清热解毒、利湿通络为主，辅以软坚散结。

二 软坚散结法临床用药

（一）方剂应用

平乐郭氏下肢洗药：当归 15g，川芎 15g，川续断 15g，川木瓜 15g，川牛膝 15g，鸡血藤 30g，艾叶 15g，伸筋草 30g，透骨草 15g，赤芍 15g，红花 15g，大黄 15g，五加皮 15g，防风 15g，制乳香、制没药各 30g，白芷 15g，威灵仙 15g。具有活血祛瘀、软坚散结、除湿通络、消肿止痛之效，可用于增生性膝关节炎，证属气血凝滞者。用法：将上述药物用纱布包好，加水约 3 000ml，煎沸约半小时后取出药包，把药液倒入盆内，加入芒硝 30g、食醋 250ml 搅匀。熏洗时先以热气熏蒸，并用毛巾蘸药液交替热敷痛处，待水温降至 50~60℃时，将患膝浸入盆内浸洗，若水温下降可加温再洗。每次熏洗约 1 小时，每日 1~2 次，次日仍用原药液加热再洗。冬季 1 剂药可熏洗 3~4 天，春秋 3 天，夏季 2 天。平乐郭氏下肢洗药治疗增生性膝关节炎，可减轻膝关节疼痛，总显效率为 96%。

（二）中药应用

1.僵蚕：味咸，能软坚化痰，可用于关节僵硬肿痛变形、肢体蜷缩者。

与牡蛎联用，可涤除关节流痰，使痰瘀消散，经络自通，兼有敛精止遗之效，使精气足而筋骨坚，可用于有骨赘形成，关节疼痛、肿胀表现者。

2. 蜈蚣：有息风止痉、解毒散结、通络止痛之效，可用于久痹关节僵硬变形、拘挛不利者。常用剂量为2条。

3. 全蝎：有息风止痉、攻毒散结、通络止痛之效，可用于关节肿痛、顽固难治、经久不愈者。常用剂量为3~6g。

小结：骨关节炎以关节面骨赘形成为主要特征，临床治疗时各型均可加用软坚散结药。骨赘形成多由肝肾亏虚、外邪乘袭留滞导致筋络瘀滞，用药需顾护肝肾。在骨关节炎的不同发病阶段，病邪不尽相同。因此，辨清"邪"的性质和特点，有侧重地施药，是软坚散结法使用的重点。应用虫类药软坚散结时，由于虫类药多燥，应适当配伍养血滋阴之品以制其偏胜而增强疗效。此外，软坚散结方药的给药途径多样，除中药口服外，还可采用中药外敷、熏洗等方式，直接作用于患处，改善局部微循环，提高疗效。需要注意的是，关节间隙明显狭窄甚至融合者，不适合单纯依靠中医药治疗，不宜固执一法，应与骨外科协商，适时进行关节置换术。

第三节 下肢静脉曲张

下肢静脉曲张是一种主要表现为筋脉色紫、迂曲成团块的浅表静脉病变，属中医"筋瘤"范畴。本病因瘀血阻滞、脉络不通、瘀结而成，日久可致静脉迂曲硬结或条索状硬物，伴有肿胀疼痛，且不易消退。由于病程长，邪深入络，胶结不散，非一般药物能攻逐。中医治疗在活血化瘀基础上，软坚散结法越来越受到重视，对减轻筋脉硬索结节等症状有一定作用。

一 软坚散结法适用证型

1.血热瘀结型：常见于下肢静脉曲张伴发下肢静脉性溃疡或血栓性浅静脉炎者，症见患处浅静脉疼痛、发红、肿胀、灼热，有硬索状，压痛明显，或红斑硬结此起彼伏，无全身症状，舌质红，苔黄腻，脉滑数。治宜清热解毒，活血散结。

2.瘀血阻滞型：患肢青筋迂曲，或扭曲成团块状，刺痛、酸痛或胀痛，肢体沉重，活动后加重，皮肤色素沉着，皮下硬结或成条索如蚓状，压痛，皮肤纤维性硬化，舌质紫暗或有瘀点，苔薄白，脉弦或涩。此证属疾病早期，或并发瘀血性皮炎以及血栓性静脉炎等。治宜行气活血，化瘀散结。

3.痰瘀痹阻型：下肢麻木，发凉，疼痛，步履滞重，可触及静脉迂曲硬结或条索状硬物，肿胀疼痛，不易消退，舌苔滑腻，脉弦滑者。治宜祛瘀通络，软坚散结。

（一）方剂应用

1.增液汤加味内服联合臁疮散外敷：①内服增液汤（《温病条辨》）加味：玄参、麦冬、生地黄、茯苓、益母草、蒲公英各30g，赤芍、丹参、金银花各20g，当归15g。若小腿有条索硬结者，加软坚散结之药，如海藻、昆布、牡蛎、鳖甲；溃疡分泌物多者，加泽泻、防己、赤小豆、生薏苡仁；疼痛明显者，加川楝子、延胡索；局部紫暗瘀血明显者，加鸡血藤、红花。水煎服，每日1剂。②外敷臁疮散（甄达夫经验方）：由黄连、乳香、没药、生大黄、赤芍、生甘草、人工牛黄、冰片、青黛、紫河车组成，隔日换药1次。内服外敷同用，有滋阴养血濡脉、清热解毒利湿、软坚散结消肿、消炎止痛生肌之效，可用于阴虚血热、瘀毒蕴结、聚阻筋络所致的下肢静脉曲张，或伴小腿溃疡，表现为下肢浅静脉扩张、伸长和弯曲，患肢浮肿，压之凹陷，皮肤色素沉着，溃疡面覆盖分泌物，肉芽微红，触之稍痛，易出血，局部红肿热痛者。增液汤加味内服联合自拟臁疮散外敷治疗下肢静脉曲张性静脉炎伴小腿溃疡，可使局部红肿热痛消失，溃疡形成结痂，自然脱落。

2.软坚散结方（甘肃省第二人民医院方）：含水半夏、陈皮、茯苓、三棱、莪术、山慈菇、牡蛎、海螵蛸、青皮、海藻、昆布、鳖甲、金银花、连翘、白花蛇舌草、半枝莲、乳香、没药、延胡索。具有活血化瘀、软坚散结之效，适用于下肢静脉曲张硬化治疗术后触诊有硬结或不可压缩的条索状物表现者。用法：研末，以白醋调糊状，外敷硬结或纤维条索处，每日2次，每次1.5小时。本方于泡沫硬化剂治疗术后第3天开始外敷治疗下肢静脉曲张21天，可减少术后疼痛、静脉炎等并发症，提高生活质量，疗效优于单纯泡沫硬化手术治疗。

方义：泡沫硬化治疗术后易出现静脉炎及硬结等问题，软坚散结法可消散筋脉硬结并改善其他症状。方中金银花、连翘含挥发油，有抗菌作用；乳香、没药、海藻、水半夏、牡蛎等含树脂、树胶、挥发油等成分，可抑制炎症；山慈姑、三棱、昆布能消肿散结，加速硬化治疗后硬结或纤维条索软化与吸收，缩短治疗时间。

（二）中药应用

1. 芒硝：外用能清热利湿、软坚散结，适用于湿热瘀结所致的血栓性浅静脉炎合并下肢静脉曲张。

2. 玄参：可养阴软坚散结，对下肢静脉曲张或伴血栓性浅静脉炎、筋脉处有坚硬条索状物，有软化作用。用量可达 30g，索条未硬时可用牡蛎、浙贝母、炒僵蚕等化痰散结药代替。

小结： 辨证论治，依法选药。软坚散结法适用于下肢静脉曲张及合并疾病辨证为瘀血阻滞、痰瘀痹阻或血热瘀结者。常以患肢结节、硬索状物、肿胀疼痛，或肢体麻木、疼痛为辨证要点。常用药物有夏枯草、牡蛎、玄参、海藻、昆布、海浮石等，常与化痰药如瓜蒌、贝母，或活血药如当归、莪术、红花同用。若病情顽固难愈，可用虫类搜剔，如水蛭、虻虫、全蝎、地龙等以加强疗效。

标本兼顾，内外同治。下肢静脉曲张是由下肢浅表静脉功能障碍所致，病症在表。中药内服侧重于整体调理，中药熏洗或外敷可使药力透过皮肤直达患处。将软坚散结方药以内治与外治有机结合的方式治疗下肢静脉曲张及其并发症有显著疗效。

第四节 其他疾病

一 慢性肾脏病

慢性肾脏病发展到一定阶段，会出现肾小球硬化、肾小管损伤、肾间质纤维化等"肾络癥积"的表现。慢性肾脏病 4 期病因复杂，病机多变，本虚标实。在此阶段，使用软坚散结药物可祛除浊邪、阴邪、痰湿、瘀血，使胶固之肾络软化、散结，减轻肾络癥积的形成，延缓慢性肾脏病的进展。

活血软坚散结方（于思明经验方）：丹参 15g，当归 15g，赤芍 15g，酒蒸大黄 10g，生牡蛎 30g，鳖甲 10g，猫须草 20g，夏枯草 15g，蒲公英 30g，浙贝母 10g，姜半夏 15g，陈皮 15g。具有活血软坚散结之效，适用于慢性肾脏病 4 期，包括脾肾气虚证、湿浊证、湿热证、血瘀证、肝郁气滞证。脾肾气虚者，加党参、黄芪、山药；湿浊证者，加草果仁、土茯苓、藿香；湿热证者，加黄柏、草藤、薏苡仁；肝郁气滞者，加柴胡、香附、枳壳。每日 1 剂，早晚分服。该方治疗慢性肾脏病 4 期 8 周，可减轻临床症状，降低血肌酐、血尿素氮、血尿酸、胱抑素 C 及 24 小时尿蛋白定量水平，升高肾小球滤过率，效果优于尿毒清颗粒。

方义：本方以肾络癥瘕理论为指导，以活血药、软坚药、散结药为主。丹参、当归、赤芍、酒蒸大黄活血通经、散瘀止痛、破坚积，生牡蛎、鳖甲软坚散结，猫须草、夏枯草、蒲公英清热解毒、散结，浙贝母、姜半夏、广陈皮化痰散结、理气健脾。诸药协同，共奏活血化瘀、软坚散结、解毒散结、清热散结、消痰散结、理气散结之效，切中慢性肾脏病的病机，减轻肾络癥瘕形成，延缓疾病进展。临床使用需结合患者具体辨证，邪正兼顾，标本同治。

二 肾病综合征

肾病综合征属中医本虚标实之证，以脾肾气虚、脾肾阳虚、脾肾阴虚为本，兼有外感、水湿、湿热疮毒、血瘀为标，其中肾血瘀证是重要病机。瘀血内阻致肾气化失司、三焦不通、水道不利、水湿泛滥。

陈翔飞经验方：益母草 10~30g，川芎 15g，莪术 6g，桃仁 10g，红花 9g，当归 15g，丹参 30g，赤芍 9g，海藻 10~15g，昆布 10g，大黄（先煎）30g，僵蚕 10g，胆南星 9g，半枝莲 30g，白花蛇舌草 30g，金银花 12g，蒲公英 15g，板蓝根 30g，黄芪 30g，生甘草 9g。具有活血化瘀、软坚散结之效，适用于肾病综合征肾血瘀证。脾肾气虚者，加大黄芪用量（60~120g），并合用参苓白术散；脾肾阳虚者，加菟丝子、补骨脂、淫羊藿、锁阳等，与金匮肾气丸、真武汤协同；肝肾阴虚者，选加二至丸、知柏地黄丸、龟甲、地骨皮、生地黄、麦冬、白芍、五味子等。兼外感者，加麻黄连翘赤小豆汤或银翘散；水湿明显者，选加五皮饮、苓桂术甘汤；湿热疮毒及血瘀明显者，加重主方中清热解毒、利湿及活血化瘀、软坚散结药，并加黄连解毒汤、少腹逐瘀汤等；湿热证明显者，去黄芪。45 天为 1 个疗程。配合西医常规用药治疗 22 例患者，经过 2~3 个疗程，可减轻尿蛋白和血清蛋白异常情况，改善肾功能，缩短水肿消退和尿蛋白阴转时间，改善血液流变学指标。

方义：方中桃仁、红花、川芎、赤芍能疏通微循环，抑制血小板聚集，加速纤溶过程；大黄有抗炎、抗病毒、降低胆固醇、调节免疫等作用（先煎可减缓导泻作用）；海藻、昆布能降血脂，改善高凝状态，改善结缔组织代谢，使肾内病理成分软化、溶解、吸收。在此基础上辨证加减，灵活用药，将扶正祛邪药与活血化瘀、软坚散结药物配合，标本兼治。

三　高脂血症

高脂血症的本虚涉及肺、脾、肾，标实则是瘀血、痰浊结聚脉道。其中，标实是引发本病的关键因素。

逐瘀散结方（中国人民解放军第四六一医院院方）：由生大黄、丹参、郁金、姜黄、红花、生山楂、昆布、海藻、茵陈组成。具有逐瘀散结的功效。用法：将药物按适量比例混合粉碎过100目筛，分装成每包2.5g，每次1包，每日3次，口服。逐瘀散结方治疗高脂血症4周，可升高高密度脂蛋白（HDL），降低总胆固醇（TC）、甘油三酯（TG）、低密度脂蛋白（LDL）及极低密度脂蛋白（VLDL），使HDL/LDL趋于正常。

方义：方中生大黄、丹参、姜黄、郁金、红花、生山楂均能活血化瘀、开郁行结。生大黄促进肠道蠕动，增加排便次数，促进胆固醇排泄；丹参促进脂肪在肝内氧化，影响血脂分布和清除，抑制血小板聚集；姜黄、红花抑制胆固醇和甘油三酯的合成；海藻、昆布软坚散结，抑制肠道胆固醇吸收。其他药物也有明显的降脂作用。

四 脂肪肝

脂肪肝在中医里属于"胁痛""积聚"这类疾病。中医认为，脂肪肝主要是因为长期吃太多油腻食物、甜食，或者喝酒过量，或者肝炎之后没有好好调理，导致脾胃不能正常运化，肝脏功能失调，从而引起代谢紊乱，瘀血阻塞肝络，最终形成脂肪肝。

疏肝活血软坚散结汤（驻马店地区公疗医院方）：党参、当归、山楂、郁金、泽泻、法半夏、苍术、海藻、昆布、陈皮、川厚朴、白芍、丹参、柴胡、甘草。具有疏肝活血、软坚散结之效。肝区痛甚者，加姜黄；血压高者，加石决明或草决明；有黄疸者，加茵陈。

方义："疏肝活血软坚散结汤"是在"逍遥散"和"平胃散"的基础上调整而成的。逍遥散能够疏解肝气、缓解郁结，平胃散则可以燥湿、健运脾胃、疏导气机、消除积滞。现代药理学研究表明，山楂、当归、丹参、郁金、泽泻、柴胡这些药材具有降低血糖、抵抗脂肪肝的功效，它们可以在脂肪代谢的不同环节发挥作用，比如干扰外来的胆固醇吸收，抑制体内胆固醇的合成，阻碍脂质合成和胆固醇沉积，促进胆固醇的排泄等。本方中的当归和白芍可以养血、活血、祛瘀，改善微循环，增加血流量；苍术、川厚朴、法半夏可以燥湿、健脾、化痰；海藻和昆布可以消痰、软化和消散结块，预防肝脏脂肪变性和纤维组织增生。这些药材合用，既能治标又能治本，让脾胃能够正常运转，肝脏功能得以顺畅，湿痰没有滋生的源头，肝络没有瘀阻的隐患，脂肪也不会再过度积累。

第九章

软坚散结法临床与实验研究

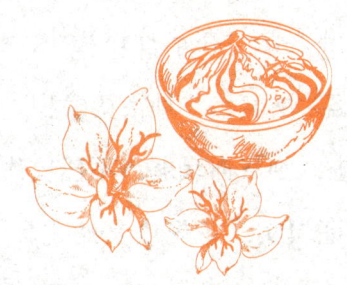

第一节 软坚散结法临床注意事项

软坚散结法适用于治疗脏腑、经络、肌肉之间的疾病。这类疾病通常病邪坚固且来势较缓，虚实夹杂，难以迅速消除，需要逐渐消散。在使用软坚散结法时，必须注意以下几点：

一 注意虚实

软坚散结法属于祛邪之法，在治疗过程中，必须分清虚实，避免延误病情。正如《医宗金鉴》所言："凡治诸症积，宜先审身形之壮弱、病势之缓急而治之，如人虚，则气血衰弱，不任攻伐，病势虽盛，当先扶正气，而后治其病；若形证俱实，宜先攻其病也。"这表明在用药时应先明确病机。对于因虚致实的情况，治疗时应攻补兼施，偏虚者先补虚，偏实者可先软散。同时，需根据个体差异，体虚者不可过用攻伐破削。

二 注意兼夹病证

由于软坚散结法所治病证常伴有兼夹证候，因此在采用软坚散结法时应结合其他治法。若兼有血瘀，应活血化瘀与软坚散结并用；若兼有痰凝，需根据痰热、寒凝或痰湿的不同，分别采用清热化痰、温化寒痰或燥湿化痰的方法。具体而言，气虚者补气，血虚者养血，阴虚者滋阴，阳虚者补阳。

三　注意用药缓峻

使用软坚散结法时，应根据邪气的轻重来确定用药的力度。用药力度的缓峻与所用药物的剂量和剂型有关。对于慢性病，用药宜味数多而剂量轻；而对于顽证，用药剂量则相对较大。剂型方面，汤剂作用迅速，适用于病情危重或不稳定的情况；丸剂作用缓慢，适用于慢性或虚弱性疾病。临床可根据病情的轻重和病程的长短选择合适的剂型。

四　注意药物偏性

软坚散结药多具有咸、辛之味。《黄帝内经》中提到："多食咸，则脉凝泣而变色；多食辛，则筋急而爪枯。""气病无多食辛，血病无多食咸。""味过于咸，大骨气劳，短肌，心气抑；味过于辛，筋脉沮弛，精神乃央。"因此，心脑血管疾病患者应限制咸味药物及食物的摄入，因为过多食咸不利于血压的控制，并可能加重肾脏负担。辛味药多具有辛香燥烈之性，在临床应用中应注意控制用药剂量，避免耗气太过，损伤阴液。

五　分期用药

在疾病的不同阶段，临床病机和证候表现是有区别的。软坚散结法在疾病治疗过程中，依据病机和临床表现的不同，对软坚散结法进行分期用药十分重要。

（一）在疾病的不同阶段需针对病机配合不同治法及用药

由于结块坚固，治疗周期长，软坚散结法多贯穿疾病治疗的始终，同时结合不同阶段的病机配伍用药。以痛风为例，临床上可选用软坚散结消石法治疗，以金钱草、海金沙、白芥子、海藻等为主药。根据临床不同分期及病机，急性期辅以清热利湿、活血通络止痛药，如山慈姑、红花、赤芍、土茯苓、薏苡仁、延胡索等；缓解期辅以滋养肝肾、健运脾土药，如白术、茯苓、牛膝、泽泻等，方可有效清除导致痛风关节炎发作的痛风石（尿酸盐结晶），达到病情长期缓解且不易复发的目的。

（二）根据患者正气盛衰，软坚散结法用药力度不同

以肺癌为例，在肺部癌瘤初发阶段，部分患者因体检发现肺部肿块，临床症状不明显或症状较轻，患者形体尚丰，体力、活动、饮食等尚未受影响。此时多为正邪交争，邪气盛而正气尚充，痰热瘀阻结聚未甚，肺阴尚未大伤。此时除手术治疗外，中药可在养阴清肺的前提下，重用抗癌解毒散结类药物，以攻逐邪气为主进行治疗；而在肺癌中期，大多数患者接受放、化疗，导致气耗阴伤。此时软坚散结等祛邪之法需与扶正之法并举；肺癌晚期，癌症广泛侵犯或多处转移，邪实内盛，正气衰败，患者全身情况较差，病情严重。此时应以扶正为主，佐以祛邪。

（三）根据生理阶段不同，灵活运用软坚散结法

软坚散结法是针对病情发展的某一阶段，出现明显结块时所采取的治疗措施。以子宫内膜异位症不孕为例，经净至排卵前期及经前期瘀血阻滞较月经期更重，因此活血化瘀、软坚散结消癥法多用于这两个阶段。

第二节 软坚散结法临床试验研究

近年来，"坚""结"类疾病发病率呈上升趋势。软坚散结法基于"异病同治"理论，在治疗这类疾病方面效果显著，能软化缩小病灶、改善症状、减轻西药不良反应、预防复发。在治疗癥瘕积聚、微型癥瘕积聚、恶性肿瘤等疾病方面，临床研究已取得一定进展。

一 软坚散结法治疗癥瘕积聚类疾病

妇科癥瘕积聚类疾病，如子宫肌瘤、子宫内膜异位症等，其病因病机主要以血瘀为主，活血化瘀为常用治法。但瘀血日久成癥，结块坚硬，此时辅以软坚散结之剂，对克削有形癥积有明显的帮助。部分相关处方已被开发成成药，如东直门医院名老中医肖承悰的肌瘤内消丸，可缩小子宫肌瘤并控制其生长，减少出血；郭志强的化瘀宁坤液灌肠，能改善慢性盆腔炎患者的痛经、盆腔粘连等症状，对血液流变学参数及微循环有明显益处。广州中医药大学第一附属医院证实了罗氏内异方在缩小异位内膜病灶、改善疼痛症状、提高妊娠率等方面的作用，尤其对中、重度患者，在抑制病灶发展、防止复发方面，效果优于激素药物治疗。中国中医科学院王志国团队的临床评价表明，中医软坚散结法联合或不联合西医疗法治疗子宫肌瘤，能更好地改善子宫肌瘤体积、血清激素水平，且临床安全性较好，不良反应较少。

肝硬化、肝纤维化等内科疾病是软坚散结法的优势病种。经典名方鳖甲煎丸最早即为"胁下痞块"而创制。目前，多种软坚散结中成药，如鳖甲煎丸、复方鳖甲软肝片、安络化纤丸等，已被纳入国家医保目录和国家基本药物目录。相关研究显示，鳖甲煎丸联合核苷类药物或干扰素治疗慢性乙肝肝纤维化，较单用核苷类药物或干扰素类药物有更好的抗纤维化效果，能改善肝功能；复方鳖甲软肝片联合恩替卡韦治疗乙肝性肝硬化代偿期患者，能更有效降低肝脏硬度值；安络化纤丸与恩替卡韦联合用药在改善肝纤维化和肝功能上较单用恩替卡韦更有优势。这些软坚散结中成药还被纳入相关诊疗指南和专家共识，受到中西医临床专家的一致认可。

二　软坚散结法治疗微型癥瘕、微型积聚类疾病

国医大师吕仁和提出"微型癥瘕"学说，认为糖尿病微血管并发症的发病过程是"微型癥瘕"形成的过程，在用药上强调软坚散结与活血化瘀并重，这一方法显著提高了对糖尿病肾病等微血管并发症的治疗效果，有利于并发症的预防和治疗。此后，现代医家进一步延伸了这一概念，提出了"微型积聚""脉中积"等概念，将心力衰竭、动脉粥样硬化、器官纤维化、慢性阻塞性肺疾病引起的气道重组等疾病纳入微型癥瘕积聚的范畴，并将软坚散结法应用于这些疾病的治疗，扩充了软坚散结法的治疗疾病谱。

国医大师阮士怡以软坚散结为主要治疗原则创立了新生脉散。临床研究和随访观察证实，该方是治疗心力衰竭气虚血瘀痰阻证的有效制剂，能降低心力衰竭患者血清血管紧张素Ⅱ和内皮素水平，减少左室重量指数，改善

左侧竖排标题：

家庭实用中医散结方

心室舒张功能，提高患者的运动耐量和生活质量，并能改善患者临床症状、血压、血脂、左室肥厚以及 C 反应蛋白等危险因素。东莞市中医院叶小汉团队创立的心脉康片，与血脂康胶囊、辛伐他汀相比，不仅能更有效地降低血脂，消退颈动脉粥样硬化斑块，还可降低颈动脉粥样硬化患者血清高敏 C 反应蛋白，减少心脑血管事件及降低再住院的发生率。对高血压患者还有改善左心室肥厚程度的作用。西苑医院张燕萍团队以旋覆花汤为基础，加用软坚散结、通痹活血、益气养阴中药组成肺纤通方，治疗特发性肺间质纤维化也取得了一定疗效。

三　软坚散结法治疗恶性肿瘤

恶性肿瘤是一种全球范围内发病率和病死率均较高的疾病，严重影响了人们的健康并增加了社会经济负担。手术和放、化疗是治疗恶性肿瘤的重要手段，但也容易引起诸多不良反应。中药治疗在恶性肿瘤的治疗中占据独特优势，软坚散结法是常用治法之一。

近年来，多家三甲医院将依据软坚散结法配制而成的院内制剂用于肿瘤的治疗，相关临床试验均取得显著进展。如河南省中医院的十二味抑瘤胶囊联合化疗对非小细胞肺癌有缩小肿瘤病灶、改善生活质量的效果。多项研究表明，在手术或放、化疗基础上加用软坚散结方药可使恶性肿瘤患者获益，达到增效减毒的目的，临床疗效优于单纯的手术或放、化疗。

第三节 软坚散结法基础实验研究

随着软坚散结法在"坚""结"类病证临床治疗中的广泛应用，其作用机制备受关注。近年来的研究显示，软坚散结中药在软化和缩减病灶方面有一定疗效。以下对其药理作用及机制进行简要总结，以阐释其现代科学内涵，为临床应用提供理论参考。

一 抗凝血作用

血瘀是"坚""结"类病证的重要病理因素，表现为血小板聚集性、血液凝固性增高及血液流变学异常。软坚散结中药及其复方在抗血小板聚集、抗血栓形成和改善血液流变学方面发挥作用。

1. 抗血小板聚集和抗血栓：昆布、三棱、莪术等软坚散结药在一定浓度范围内可延长凝血活酶时间、凝血时间，能延长动物实验性出血时间并增加出血量，抑制动、静脉血栓形成，且存在量效依赖关系。这些药物能抑制凝血酶诱导的血小板活化，对血小板聚集有抑制作用。如从昆布中纯化的部分岩藻聚糖，其抗凝活性相当于肝素的一定百分比。

2. 改善血液流变学：血液流动性与血液黏度密切相关，血液黏度增高会使血液流速减慢或停滞，血流量减少，导致微循环障碍。大量实验表明，软坚散结方药可有效提高红细胞变形指数以改善红细胞变形性，并通过减小血细胞压积、减慢红细胞沉降率从而降低全血黏度。对血瘀模型能较好地改善血液的浓、黏、凝、聚状态，具有改善血液流变学、改善微循环的作用。

二 抗肿瘤作用

肿瘤是"坚""结"类病证的常见疾病之一，目前关于软坚散结类方药抗肿瘤作用机制的研究是热点。

1. 抑制癌细胞增殖和诱导癌细胞凋亡：细胞增殖与凋亡失衡是恶性肿瘤发病的核心机制。软坚散结药一方面能抑制癌细胞增殖，通过抑制肿瘤细胞 DNA 合成，影响肿瘤分裂时微管形成等途径，从而抑制肿瘤生长，并呈现时间－剂量相关性。另一方面能诱导癌细胞凋亡，通过促进免疫细胞和成纤维细胞等在癌灶周围形成反应带，局限并杀伤癌细胞，发挥抗肿瘤作用。此外，还可抑制癌细胞侵袭性，有助于控制肿瘤转移。

2. 改善肿瘤微环境：肿瘤硬度增加与肿瘤间质微环境改变有关。肿瘤间质微环境能促进肿瘤血管形成，为肿瘤细胞提供营养支持，促进结缔组织增生，为肿瘤细胞生长提供结构支撑。研究发现，软坚散结药中的硫酸多糖与硫酸糖肽等成分具有软化肿瘤微环境的作用，能够抑制肿瘤细胞 bFGF 的表达和分泌，抑制 bFGF 诱导的内皮细胞增殖和迁移，促进内皮细胞凋亡，进而抑制肿瘤血管形成，导致肿瘤组织液化坏死。同时，还能改变肿瘤细胞骨架蛋白肌动蛋白的分布，抑制肿瘤细胞的增殖、迁移，促进其凋亡。

3. 抑制肿瘤新生血管生成：肿瘤血管为癌细胞的生长提供营养成分、氧气和生长因子等，与癌细胞的转移密切相关。软坚散结药具有抑制肿瘤新生血管的作用，通过降低肿瘤组织微血管密度，抑制关键血管生成因子的表达，防止新生血管生成，从而抑制肿瘤生长。

三 抗纤维化作用

器官纤维化属中医"微型癥瘕"的范畴。纤维化是由于多种急、慢性病变引起主要器官组织实质细胞减少和间质细胞增多。若病情持续发展，可导致结构破坏和功能减退，乃至脏器衰竭。相关研究指出，软坚散结药可通过减少转化生长因子β的表达来抑制结缔组织生长因子的分泌，以及抑制肝星状细胞活化、抑制胶原沉积等途径，从而减少细胞外基质（ECM）的分泌和沉聚，对肾纤维化、肝纤维化、心肌纤维化均有预防和治疗作用。同时，通过调控成纤维细胞活化与凋亡等途径，促进 ECM 的分解，抑制其沉积，从而抗纤维化。

四 降血脂、降黏附作用

痰湿是"坚""结"类病证的重要致病因素，脂类代谢异常是痰湿产生的现代病理因素之一，血清中的黏附分子与痰的微观实质存在联系。

1. 降血脂：软坚散结药具有降血脂作用，可选择性地降低总胆固醇、甘油三酯、低密度脂蛋白胆固醇，升高高密度脂蛋白胆固醇。其调脂作用与洛伐他汀相当，作用机制可能是通过激活载脂蛋白及脂代谢酶的活性，抑制肠道内外源性血脂和脂蛋白的吸收，加速胆固醇的代谢和排泄，从而调节总胆固醇的代谢。

2. 降黏附：有学者认为，正常水平表达的黏附分子属于中医学"津液"的范畴，而病理性表达升高的黏附分子则属于"痰"。高脂血症、动脉粥样硬化等疾病的发生与黏附分子的升高有关。软坚散结方药不仅能调节动脉粥样硬化大鼠血脂的异常，还能下调主动脉内皮黏附分子ICAM-1的蛋白表达，抑制单核细胞向内膜浸润和免疫黏附，减少泡沫细胞的生成，抑制中膜血管平滑肌细胞向内膜迁移、增殖，对实验性高脂血症所致动脉粥样硬化有保护作用。调节黏附分子的表达水平对防治高脂血症、动脉粥样硬化等"微型癥瘕积聚"疾病，降低其发病概率具有积极意义。

综上，相关实验研究成果表明，软坚散结方药在多方面有一定的作用，这些可能是其降解病灶的机制。此外，中医方药中多种药物协同作用，能整体调节人体功能，发挥多向调节机制，常能取得"异病同治"效果，尤其在防治肿瘤方面作用显著。虽然软坚散结法的调控机制在不断被发现，但仍需更多探索与研究明确其具体的效应机制，为其临床应用提供更完善的理论依据。

第四节 软坚散结法与活血化瘀法

活血化瘀法作为适用于血瘀证的重要中医治法，主要作用于血分，具有消除瘀滞、调理血行、通畅血脉的功效，在中医临床中占据重要地位。而软坚散结法则是针对"坚""结"类病证的有效治疗方法，二者在古代文献中早有记载且存在关联。下文将从理论来源、分类归属、研究对象、药物分类及用药规律、注意事项等方面对活血化瘀法与软坚散结法的异同点进行分析。

一 理论来源

软坚散结法和活血化瘀法的理论起源均可追溯至《黄帝内经》。其中"疏其血气，令其条达""血实者宜决之""菀陈则除之者，出恶血也"等观点，为活血化瘀法奠定了理论基础，强调对于"血实""恶血"等血瘀证，应采取"决之""除之"的方法。而"坚者耎之""结者散之"等记载则明确了软坚散结法的理论依据，指出对于"坚""结"等有形病征，应采用"耎之""散之"的治疗手段。

软坚散结法和活血化瘀法均属于中医八法中"消法"的范畴。程国彭在《医学心悟》中明确了消法的概念："消者，去其壅也，脏腑、经络、肌肉之间，本无此物而忽有之，必为消散，乃得其平。"软坚散结法和活血化瘀法均具有消法的特性，可使因邪气留止，聚而不散，变生而成的以壅积为特征的癥瘕等消散于无形。

三　研究对象

（一）活血化瘀法

主要针对血行不畅导致瘀血形成的血瘀证，病理产物以瘀血为主，堆积方式由弥漫性点状堆积向沿脉络线性堆积发展。临床表现为固定性疼痛、肌肤甲错、舌质紫暗或有瘀斑、脉涩等，具体症状依瘀阻部位而异。根据病情轻重，活血化瘀法分为行血祛瘀、破血逐瘀、攻下逐瘀等治法，分别适用于不同类型的血瘀证。

（二）软坚散结法

主要适用于癥瘕、积聚、瘿瘤、瘰疬等结块类病证，这些病证多由痰浊、血瘀等病理因素长期凝滞、渐蓄坚牢而成，强调病证形态上的改变。近年来提出的"微型癥瘕"概念，将糖尿病肾病、器官纤维化、器官硬化等微观组织形态改变也纳入软坚散结法的治疗范畴。其病理产物包括瘀血、痰饮、湿浊、结石等，堆积方式为局部堆积，且因久积成坚入络，具有顽固难愈的特点，临床以局部肿块及相应症状为主。

四 药物分类及用药规律

（一）活血化瘀法

活血化瘀药物拥有独立的分类，依据作用强弱分为和血行血、活血化瘀及破血逐瘀三类。在临床应用时，需根据病因配伍其他药物，如寒凝血瘀配温里散寒药、瘀热互结配清热凉血药等，以增强疗效。同时，基于"气行则血行"的理论，常与理气药同用，增强活血祛瘀的效果。

（二）软坚散结法

软坚散结法的用药多散见于活血化瘀药、化痰止咳药、清热药、泻下药、消食药、平肝息风药、补虚药等诸多药物中，目前尚无独立篇章对其进行单独介绍。这也从侧面说明软坚散结药兼有多种功效，可通过不同角度发挥软坚散结作用。使用时需根据具体情况灵活配伍，如血瘀证者，治以活血软坚散结；痰证者，治以化痰软坚散结；气滞者，治以理气散结；等等。若血瘀日久形成癥坚结块，或其他病理因素兼夹血瘀所致的结聚类病证，软坚散结法与活血化瘀法多相兼为用。

五 注意事项

二者均属治标之法，临床用药需顾护正气，尤其是对于正虚邪实、虚实夹杂的患者。王肯堂在《证治准绳》中提出，针对疾病的初期、中期、后期应分别采取不同的治疗策略，结合补泻方法，以达到消块的目的。此外，活血化瘀类药物易耗血动血，因此妇女月经过多及其他出血证无瘀血现象者忌用，孕妇慎用或忌用。软坚散结类药物多为咸、辛之味，"咸伤血""辛伤气"，应用时应注意用药剂量及疗程，避免"久服偏胜"，把握好"衰其大半而止"的用药尺度。

六　小结

综上所述，活血化瘀法与软坚散结法均为中医临床常用的治法，二者相互交织又各有侧重。活血化瘀法以治疗血瘀证为主，软坚散结法则以治疗结块类病证为主，这两种治法针对性强，可直击病灶，迅速起效。在临床实践中，医生应详细询问患者病情，仔细分析患者痰浊瘀阻的具体情况，辨证施治，合理选择并联合运用这两种治法，以提高临床疗效，使患者获得更好的治疗效果。

第五节 软坚散结法与延缓衰老

衰老是机体各组织、器官生理功能随着年龄增长而衰退的过程，是生命发展的普遍规律。我国是世界上老年人口最多的国家，第七次全国人口普查数据显示，60 周岁及以上人口约 2.64 亿，占总人口的 18.70%，65 周岁及以上人口约 1.9 亿，占比 13.50%，且老龄化程度仍在持续加深。如何延缓衰老、应对老龄化挑战，成为我国 21 世纪备受关注且极为严峻的话题。

中医药在减缓、防止衰老研究方面具有独特优势。基于整体观念和辨证论治，在"虚则补之""实则泻之"思想的指导下，目前延缓衰老的中医药干预多在补益虚损或攻补兼施的框架下进行。随着老龄人口中恶性肿瘤、心脑血管疾病等发病率的提高，有形实邪积滞对衰老的影响日益凸显，"脉中积""微型癥瘕"等学说也不断涌现。清代医家毛对山形容老年人如"积秽沟渠，必多壅塞"，这表明疏通壅塞对延缓衰老具有重要意义，而软坚散结法作为能够使结块由硬变软、渐消缓散的方法，是延缓衰老的重要补充手段。

一 衰老的中医病机为本虚标实

衰老是机体长期的动态变化过程，其主要病机可概括为本虚标实、虚实夹杂。"本虚"是衰老及相关老年病发生的生理性因素，包括先天禀赋不足、后天调摄失当，导致脏腑功能衰退、阴阳失调、精气血津液亏虚。"标实"

则是基于脏腑虚损而产生的病理性产物及致病因素，表现为气血运行不畅、津液代谢失常，进而产生气滞、痰浊、血瘀等病理性改变。本虚与标实相互作用，形成恶性循环，导致全身性形态衰惫、多脏器功能减退。

二　"坚结"是衰老与老年病的重要病理特点

老年病是衰老的重要体现，二者相互影响，加速衰老进程。而"坚结"则是衰老与老年病共有的重要病理特点。

《说文解字》中，"坚"指坚硬，"结"指丝丝交织不可分解。董振华等将"坚结"引申为临床上由气滞、血瘀、痰浊等有形实邪交织缔结形成的坚硬结节，如癥积、结节、体内包块等，西医表现为影像学可见的占位性病变及病理检查所示的纤维组织增生等。"坚结"广泛存在于多种老年病中。

三　软坚散结法可作为延缓衰老的有效手段

衰老以虚为本，但由于人体生理病理变化的复杂性，衰老乃至老年病往往虚中夹实。气血作为营养运输的载体，其条达顺畅是脏腑组织器官受到滋养、发挥正常生理功能的重要保障，也是延缓衰老的关键环节。

中医延缓衰老的方式主要有补益虚损和攻补兼施两派主张，最终目的都是调和气血，使之濡养五脏六腑，维持身体功能，延长寿命。补益虚损是从"虚则补之"的角度扶正气，固本元，是延缓衰老的根本治法。而理气化痰祛瘀是针对体内有气滞血瘀痰浊的病理性衰老的治法，以通为补。针对有形实邪积滞而成的"坚结"，软坚散结法则更为直接，作用力度更强，是延缓衰老的重要辅助手段。适时运用"软坚散结"可阻断老年病病情演变，通过疏通壅塞达到气血通调、营养全身、延缓衰老的目的。

四　小结

衰老的病机复杂，近年来提出的"脉中积""微型癥瘕"等理论进一步丰富了衰老的病机内涵。衰老的实质是机体虚衰，病理产物堆积，进而衍生老年病，导致形态衰惫、脏器功能减退的过程。辨清虚实，审因选法，虚实兼顾，是延缓衰老的关键。在重视"本虚"的基础上，同时关注"标实"，软坚散结法作为对抗和延缓衰老的重要手段，具有重要的参考价值。

通过当前对单味中药、药对专方、中成药、外治法、针刺艾灸等手段的经验总结及临床疗效的审视，可见软坚散结法治疗老年相关疾病疗效可观，论证了中医运用软坚散结法延缓衰老的可行性。但需注意的是，衰老引起的"坚结"性多坚固而来势较缓，虚实夹杂，不可迅速消除。延缓衰老是一个较长的过程，软坚散结常需要长期用药，故在具体用量时需更为审慎。中医软坚散结法的应用或能在延缓衰老领域发挥鲇鱼效应，但目前对中药、方剂的药理学机制尚缺乏多层次、多角度的综合探讨与评价，临床疗效方面也欠缺高质量、多中心、大样本的临床随机对照试验或真实世界研究，这将是未来延缓衰老领域的重要研究方向，对于减轻社会养老及医保系统压力具有深远意义。